Gerald Mackenthun

Diagnostik und Diagnose

vta

Der Erstkontakt zu Patienten, die einen Psychotherapeuten aufsuchen, ist für beide Seiten von entscheidender Bedeutung. Hier entscheidet sich, ob eine Therapie zweckmäßig ist und ob die beiden Protagonisten zusammenkommen werden. An den Therapeuten werden hohe Anforderungen gestellt. Innerhalb kurzer Zeit muss er umfangreiche Informationen aufnehmen und einordnen, um daraus eine Prognose und einen Therapieantrag zu formulieren. Diagnostik hat mit Intuition, Vorwissen und Menschenkenntnis zu tun.

Dieses bewusst schmal gehaltene Buch will ein Wegweiser für eine zielorientierte Diagnostik in den tiefenpsychologisch fundierten und analytischen Verfahren sein. Die Ergebnisse der Diagnostik strukturieren den Behandlungsansatz, das Ziel und die Prognose einer immer individuell zu gestaltenden Therapie. Praxisorientiert werden Erstgespräch, Probatorik, Anamnese, Diagnostik und Diagnosestellung behandelt. Die Neuerungen der Novellierung der Psychotherapie-Richtlinien vom April 2017 werden berücksichtigt.

Privatdozent Dr. phil. Gerald Mackenthun ist niedergelassener psychologischer Psychotherapeut in Berlin. Seit 2011 Jahren leitet er Kurse zu Anamnese und Diagnostik.

Gerald Mackenthun

Diagnostik und Diagnose

in tiefenpsychologischen und psychoanalytischen Verfahren

vta

Impressum

Die Deutsche Nationalbibliothek verzeichnet diese Publikation in der Deutschen Nationalbiographie; detaillierte bibliographische Daten sind im Internet über http://dnb.dnb.de abrufbar.

1. Auflage Mai 2018; Version 1.3 vom Dezember 2018

Dr. Gerald Mackenthun, Eberbacher Str. 4, 14197 Berlin, 030 8227813

verlagta@gmail.com; www.verlag-ta.de

Druck und Vertrieb: Books on Demand GmbH, In de Tarpen 42, 22848 Norderstedt
Tel. Zentrale: +49 40 - 53 43 35-0, info@bod.de, www.bod.de

ISBN 978-3-946130-10-9 (Print-Version)

ISBN 978-3-946130-14-7 (EPUB-Version)

Für sachdienliche Korrekturen und Hinweise wäre ich dankbar:
gerald.mackenthun@gmail.com

Online-Materialien zu diesem Buch unter **http://geraldmackenthun.de/diagnostik**

Inhalt

Übersicht über Beispiele

Tabellenübersicht

1 Vorwort

Wie lernt man psychodynamische Diagnostik? Am besten anhand lebender Beispiele. Viele Ausbildungskandidaten zum Psychologischen Psychotherapeuten haben bereits klinische Erfahrungen. Die Psychotherapien im ambulanten Bereich, wie sie in Deutschland die Krankenkassen bezahlen, unterscheiden sich allerdings in den Anforderungen und im Vorgehen von der Arbeit in einer Klinik. In der Einzelpraxis hat Diagnostik oft mit Intuition, viel Vorwissen und umfassender Menschenkenntnis zu tun. Das erwirbt man erst im Laufe von Jahren.

Die trockene Theorie ist kaum geeignet, dieses Ziel zu erreichen. Und doch muss man in der Ausbildung damit beginnen. Wobei sogleich eine nächste Schwierigkeit auftaucht: Die Theorien der drei in Deutschland zugelassenen Verfahren sind zum Teil recht unterschiedlich und nicht so leicht unter einen Hut zu bringen. Dieses bewusst schmal gehaltene Buch will ein Wegweiser für eine schlanke Diagnostik der tiefenpsychologisch fundierten und analytischegn Verfahren sein. Die Ergebnisse der Diagnostik strukturieren den Behandlungsansatz, das Ziel und die Prognose einer immer individuell zu gestaltenden Therapie. Berücksichtigt werden dabei die Neuerungen in der Psychotherapie-Richtlinie vom April 2017.

Das Buch konzentriert sich auf die Therapie mit Erwachsenen. Die diagnostischen Anforderungen an Therapien mit Kindern und Jugendlichen sind im Großen und Ganzen gleich, unterscheiden sich aber in dem wichtigen Punkten, dass die Eltern und deren Probleme mit berücksichtigt werden müssen.

Die gesetzlichen Grundlagen werden hier nicht behandelt oder dokumentiert. Die entsprechenden Texte sind im Internet leicht zu finden. Das Buch konzentriert sich ganz auf die Praxis, eine zugrundeliegende Theorie wird allenfalls gestreift.

Diagnostik umfasst unvermeidlich eine biographische Anamnese und die spezielle Problematik von Erstgespräch und Probatorik. Eine genaue Abgrenzung von Erstgespräch zu Probatorik, Biographik, Anamnese und Diagnostik ist nicht möglich, sie sind ineinander verwoben und bedingen sich gegenseitig. Schließlich läuft alles auf eine Diagnose hinaus, die nach der *International Classification of Diseases* (ICD-10) gestellt werden muss. (Die aktualisierte Version 11 war bei Erscheinen dieses Buches noch nicht veröffentlicht.)

Dieses Buch beruht auf langjähriger eigener Erfahrungen in der ambulanten Psychotherapie in Tiefenpsychologie und Psychoanalyse mit Erwachsenen und Jugendlichen. Seit mehreren Jahren biete ich dazu an meinem Ausbildungsinstitut in Berlin (Institut für Tiefenpsychologie, Gruppendynamik und Gruppentherapie ITGG) und am Magdeburger Ausbildungsinstitut für Psychotherapeutische Psychologie (MAPP) Kurse an.

Hinweis: Dieses Buch behandelt nicht die auf die Probatorik folgenden Arbeitsschritte wie das Schreiben von Berichten für den Gutachter einschließlich der Psychodynamik. Diese Themen habe ich in *Berichte schreiben an den Gutachter in tiefenpsychologischen und psychoanalytischen Verfahren einschließlich der genauen Erörterung der Psychodynamik* abgehandelt (2., aktualisierte Auflage, August 2017, 192 S., Druck: Books on Demand, Norderstedt, 17,99 €, ISBN 978-3-741251894).

Gerald Mackenthun

Berlin, Mai 2018

Bitte beachten: Arbeitsmaterialien, Aktualisierungen und Korrekturen werden unter *http://geraldmackenthun.de/Diagnostik/* eingestellt.

2 Vorab: Die Kunst der Anamnese

Der Berliner Psychologe Josef Rattner hat in einem seiner Aufsätze die Anamnese eine „Kunst" genannt. Er schreibt: „Der Begriff Anamnese stammt aus dem Griechischen und heißt: Rückerinnerung. ... Das Erheben einer tiefenpsychologischen Anamnese ist bereits ein Bestandteil der Therapie. Es handelt sich nicht um ein technisches, sondern um ein künstlerisches Geschehen. Man bedarf hierzu der Intuition, der Einfühlung und der Phantasie, denn vieles muss man erraten." (Rattner 1995, S. 22ff.) Im Patienten habe man selten einen objektiven Berichterstatter. Gute Diagnostiker würden Sherlock Holmes ähneln, der aus winzigen Spuren die wahren Sachverhalte ableitete. Man sollte Schilderungen immer mit ein klein wenig Skepsis begegnen. Wie groß diese sein muss, ahnt man allerdings erst später im Therapieverlauf. „So sind beide Protagonisten des Therapiegeschehens in der Anamnestik gefordert."

Rattner fährt fort: „Der Patient muss beim Erarbeiten seiner Vorgeschichte wichtige Beiträge leisten. Von seiner Offenheit und Wahrhaftigkeit, seiner Intelligenz und Bereitschaft zur Kooperation hängt es ab, wieviel und welches wesentliche Material zu Tage gefördert werden kann." (ebd.) Der Patient soll rückhaltlos berichten, was er aus seiner Frühzeit weiß und wie er die Gegenwart erlebt. Die dynamische Psychologie ist jenes Verfahren, welches die beiden Zeitdimensionen Vergangenheit und Gegenwart gleichermaßen betrachtet und die geheimen Verbindungen zwischen damals und heute aufzudecken versucht. Zugleich hat sie die Zukunft im Blick, wenn sie Hoffnungen auf Besserung oder gar Heilung weckt.

Was in diesem Buch an Hinweisen aufgelistet wird, soll im anamnestischen Gespräch nicht einfach durchgezogen und abgehakt werden. Man führe den Dialog möglichst kunstvoll, d.h. mit Vor- und Rückblicken, mit Zusammenfassungen bisheriger Resultate und neuen Fragestellungen. Es wäre nicht richtig, sich rasch festzulegen. Der Therapeut muss offen sein für überraschende Wendungen der Unterredung. Oftmals kann man Symptome und Aussagen nicht sogleich einordnen. Das Aushalten von Ungewissheit und Unsicherheit gehört mit zu den therapeutischen Fähigkeiten. Schnelle Deutungen verbieten sich.

Sigmund Freud hatte darauf hingewiesen, dass der Therapeut nur so weit kommt, als seine eigenen Komplexe und inneren Widerstände es gestatten. Er forderte deshalb eine Selbstanalyse vor Aufnahme der Therapeutentätigkeit und von Zeit zu Zeit Nachanalysen. Eine erfolgreiche Selbstanalyse sei Voraussetzung für die therapeutische Tätigkeit. Umfangreicher Einblick in die eigene Person, Weltwissen, Fachwissen und Berufskenntnis sind für Psychotherapeuten fundamental wichtig. Sie sollen in Sitzungen darauf zurückgreifen. Je größer das Wissen, desto umfangreicher das Repertoire therapeutischer Interventionen. Dieses Wissen darf nicht unkritisch angewendet werden. Man sollte sich unbedingt freihalten von Vorurteilen, Pauschalierungen und fragwürdigen theoretischen Annahmen.

Der Patient darf vom Therapeuten Sympathie und Interesse erwarten. Der Therapeut sollte sich immer wieder klarmachen, dass das Erstgespräch für den Patienten außergewöhnlich wichtig ist. Dieses Gespräch kann entscheidend sein für einen Menschen, kommt er doch mit all seinen Enttäuschungen und Hoffnungen zum Therapeuten. Darum sollte diese Erstbegegnung so meisterhaft wie möglich geführt werden.

Man spricht von der Kunst des Erstinterviews auch deshalb, weil es Auftakt ist für die künftige Beziehung. In der Musik beginnt jede Oper mit einer Ouvertüre, in dieser klingen in kurzen Sentenzen bereits alle Themen an, die dann im Verlauf der Aufführung breiter und tiefer ausgeführt werden. Auch im Erstgespräch sollte man sich einen panoramahaften Überblick über den Menschen, der vor einem sitzt, verschaffen.

Noch einmal Rattner: „Am Ende einer anamnestischen Untersuchung fassen wir unsere Befunde möglichst wohlwollend zusammen und erläutern dem Patienten in wenigen Worten, wie wir mit ihm zu arbeiten gedenken. Meistens sind in diesem Ausblick hoffnungsvolle Worte enthalten; wir kündigen an, dass bei gemeinsamer Anstrengung einiges erreicht werden kann. In Blick, Haltung und Worten geben wir kund, dass die Arbeit am Charakter lohnenswert ist. Damit sagen wir nicht zuviel – und dennoch eröffnen wir einen Ausblick in eine bessere Zukunft, was den Patienten mit einer maßvollen Euphorie erfüllt. Wer sich wandeln und entwickeln will, hat Hoffnung und Zuversicht gewiss nötig.“ (Rattner 1995, S. 31)

3 Einleitung

Am Anfang einer jeden Behandlung oder Therapie steht eine umfassende Diagnostik, die in eine Diagnose mündet. Sie haben zwei unterschiedliche Aspekte:

- den Patienten gründlich kennen zu lernen. Das ist der Prozess der Diagnosefindung, die Diagnostik, und
- das Ergebnis der Diagnostik, d.h. das Stellen einer Diagnose nach den Kriterien der *International Classification of Diseases* (ICD, derzeit Version 10).

Von der Diagnose hängt es mit ab,

- ob der Patient für eine Psychotherapie geeignet ist,
- wie eventuell die Therapie gestaltet wird und
- wie die Prognose einzuschätzen ist.

Diagnostik und Diagnose haben unterschiedliche Gewichte. Einen Patienten zu verstehen ist ein umfangreicher Prozess, während das Benennen einer Diagnose anhand der auch hierzulande verbindlich vorgeschriebenen *International Classification of Diseases* (ICD) eine Sache von Minuten sein kann. Das Gespräch mit dem Patienten, die Diagnostik, ist ein wesentlich umfangreicheres und schwierigeres Unterfangen als die Diagnosestellung allein.

Die *Diagnose im engeren Sinn* ist nur das Ausfüllen des Unterpunktes im Bericht an den Krankenkassen-Gutachter namens „Diagnose". Das Ausfüllen dieses Berichtspunktes ist relativ einfach, da man nur nachschauen muss, welche ICD-Beschreibung am besten auf dem Patienten passt. Die Diagnosestellung darf immer als vorläufig betrachtet und kann während der Therapie verändert werden. Das wissen auch die Gutachter.

Die biografische Anamnese ist ein Herzstück der Diagnostik. Eine Hauptannahme der sogenannten dynamischen Psychotherapieverfahren ist, dass es einen mehr oder weniger offensichtlichen inneren Zusammenhang zwischen Kindheitserleben und späteren seelischen Störungen gibt. Die Tiefenpsychologie versucht mittels Diagnostik, den roten Faden zwischen Früher und Jetzt zu finden. Das Abfragen relevanter biographischer Ereignisse im Leben des Patienten ist dafür zwingend notwendig.

Neben der Biographie sind für die Diagnose teils zwingend, teils fakultativ mit zu berücksichtigen

1. die (unbewussten) Konflikte,
2. eventuelle Traumata, einmalig oder kumulierend,
3. die Abwehrorganisation (Abwehrmechanismen),
4. die aktuelle Beziehungsgestaltung und die Übertragungsbeziehung,
5. die Ich-Struktur und das Strukturniveau einschließlich ihrer Defizite,
6. die vorhandenen Bewältigungsressourcen,
7. die Psychosomatik,
8. die neurowissenschaftliche Perspektive

und weitere Themen.

Bereits in der Anamnese könne erste Hypothesen über die mutmaßliche Psychodynamik formuliert werden. Auf die speziellen Probleme der tiefenpsychologischen und psychoanalytischen *Psychodynamik* wird hier nicht eingegangen. Wer sich für dieses Thema interessiert, sei auf mein Buch *Berichte an den Gutachter schreiben im tiefenpsychologischen und psychoanalytischen Verfahren einschließlich der genauen Erörterung der Psychodynamik* (aktualisierte Auflage August 2017) verwiesen.

Die Erfahrung zeigt, dass jede heilkundliche Institution ihre eigene diagnostische Vorgehensweise entwickelt hat, an die sich die Psychologen in Ausbildung (PiAs) und das Personal der betreffenden Einrichtung halten müssen und sollen. Das wiederum bedeutet, dass es in der Diagnostik kein eindeutiges Richtig oder Falsch gibt. Man kann einen Menschen und sein Seelenleben mit vielen unterschiedlichen Methoden und Instrumenten diagnostizieren. Oftmals wird sogar zu viel diagnostiziert, indem man Daten erhebt, die für eine zu behandelnde Krankheit nicht relevant sind.

Diagnostik und Diagnose stehen am Anfang einer Therapie. Danach kommen viele weitere Themen und Probleme auf Patient und Therapeut zu. Es ist deshalb günstig, nicht allzu viel Zeit und Energie auf Diagnostik und Diagnose zu verwenden. Es kommt darauf an, diese schlank und begrenzt zu halten. Dieses Buch will dabei helfen. Im Laufe der therapeutischen Arbeit wird ohnehin immer deutlicher, worauf es ankommt.

Mit den Änderungen in den Psychotherapie-Richtlinien vom April 2017 wurden zudem einige Vereinfachungen eingeführt. Die kürzeren Therapieformen sind nur noch bei der Krankenkasse des Patienten anzeigepflichtig, lediglich die Langzeittherapie ist gutachterpflichtig. Dieser Bericht an den Gutachter kann zudem kürzer gehalten werden. Unabhängig von einem Bericht sollte die Therapeutin (immer mehr Psychologen sind weiblich) die Werdensgeschichte eines Patienten und seine aktuelle Lebenssituation parat haben.

Es wäre schade, die Diagnostik ohne Verstehensgewinn schnell zusammenzuschustern. Sie gibt eine willkommene Gelegenheit, zusammenhangsmäßig über die Vita der Patientin (zwei Drittel der Patienten sind Frauen) nachzudenken. So kann man sich das Gewordensein des Patienten vergegenwärtigen und zugleich selbstkritisch einen Therapieplan und das weitere Vorgehen darauf abstimmen.

4 Symptomatik

Der Patient kommt mit Symptomen. Symptome sind nicht schon die Krankheit. Seelische Krankheit ist grundsätzlich von ihrer Symptomatik zu unterscheiden. Nicht alle Lebensprobleme und psychische Konflikte sind als seelische Krankheit oder „Störung" aufzufassen. Psychische Störungen können im deutschen Krankenkassensystem nur dann als seelische Krankheit gelten, wenn sie *weitere Krankheitserscheinungen* verursachen und zu *erheblichen Einschränkungen im Lebensvollzug* führen.

Tiefenpsychologisch gesehen sollten bei der Genese von seelischen Störungen kausale Zusammenhänge zwischen Damals und Heute, zwischen früherem Erlebnis und aktueller neurotischer Reaktion erkannt werden. Der subjektive Faktor im Patienten entscheidet über die pathogene Relevanz angesichts realer Einwirkungen von außen. Hinweise auf belastende biografische Gegebenheiten oder auf seine Symptomatik allein genügen nicht. Vielmehr spielen bei der Symptombildung neuere Versuchungs- und Versagungssituationen oder anderweitige Veränderungen eine wichtige Rolle. Manchmal aber kann kein aktueller Auslöser erkannt werden. Dann handelt es sich um eine schleichende Entwicklung und ein längeres Zögern des Patienten um die Frage, ob er Hilfe aufsuchen sollte oder nicht. Eine seelische Krankheit wird erst durch eine aktuell wirksame Psychodynamik, welche die beobachtbaren Symptome mit den indirekt erschließbaren Strukturen der seelischen Erkrankung verbindet, als solche erkennbar.

Hinweise auf frühkindliche Frustrationen, ödipale Konflikte und Belastungen in typischen Schwellensituationen sind in der Pathogenese seelischer Krankheiten mit großer Regelmäßigkeit zu finden. Diese anzuführen vermittelt aber noch keine psychodynamische Erkenntnis. Erst der neurotische Konfliktstoff und die neurotische Struktur des Patienten zusammen führen zur Symptomatik einer Störung. Eine neurotische Struktur bestimmt in ihrer eigenen Gesetzlichkeit den Charakter der seelischen Störung mit.

Eine tiefenpsychologisch oder analytisch fundierte Psychotherapie ist nur induziert, wenn aktuelle neurotische Konflikte mit früheren ungelösten Konflikten oder traumatischen Ereignissen in Verbindung gebracht werden können und aktuell zu erheblichen Einschränkungen im Lebensvollzug führen.

Wenn wir uns mit Symptomen beschäftigen, könnte die Frage auch lauten: Nach was suchen wir eigentlich?

4.1 Definitionen psychischer Störung

Der Begriff Neurose wird heute kaum noch verwendet. Eingebürgert hat sich der Begriff „Störung" im Hinblick darauf, dass ein Mensch in seinem Erleben, Denken und Handeln von einer erwartbaren Norm abweicht. In der Zeit der Außerparlamentarischen Opposition (APO) und der Studentenbewegung in den 1970er Jahren kursierte der Spruch „Nicht der Verrückte ist krank, sondern die Gesellschaft, in der er lebt". Es gab nicht wenige Intellektuelle, die daran glaubten. Die These ließ sich nicht halten. Wer mit „Verrückten" zu tun hat, erkennt sehr schnell und sehr deutlich die Unterschiede zu einem allgemein akzeptierten und sozial sinnvollem Verhalten. Dennoch bleibt die Definition dessen, was eine psychische Störung ist, schwierig und umstritten.

4.1.1 Psychotherapierichtlinie

Seelische Krankheit im Sinne der Psychotherapierichtlinien wird verstanden „als krankhafte Störung der Wahrnehmung, des Verhaltens, der Erlebnisverarbeitung, der sozialen Beziehungen und der Körperfunktionen. Es gehört zum Wesen dieser Störungen, dass sie der willentlichen Steuerung durch die Patientin oder den Patienten nicht mehr oder nur zum Teil zugänglich sind." (Psychotherapie-Richtlinie vom 17. Februar 2017, § 2 (1); vgl. Rüger et al., 2005, S. 13).

Diese Definition ist etwas ungeschickt. Tautologisch wird „seelische Krankheit" als „krankhafte Störung" definiert. Weiter heißt es in § 16b:

„Die tiefenpsychologisch fundierte Psychotherapie umfasst ätiologisch orientierte Therapieformen, mit welchen die unbewusste Psychodynamik aktuell wirksamer neurotischer Konflikte und struktureller Störungen unter Beachtung von Übertragung, Gegenübertragung und Widerstand behandelt werden" (Psychotherapie-Richtlinien 2017, § 16a, 1).

Mit dem Hinzufügen der Wörter „und struktureller Störungen" ist eine bedeutsame Änderung vorgenommen worden. So forderte die Definition früherer Fassungen der Psychotherapie-Richtlinien bei sonst gleichem Wortlaut sehr eindeutig das Vorliegen aktuell wirksamer neurotischer Konflikte – eine Einschränkung, die im Widerspruch zur psychotherapeutischen Alltagsrealität stand. In der Realität werden nicht nur Patienten mit neurotischen Störungsbildern, sondern auch mit mehr oder minder schweren Persönlichkeitsstörungen oder mit psychosomatischen Störungsbildern behandelt. Hinzu kommen körperlich chronisch kranke Patienten, Patienten nach Überwindung von Suchterkrankungen sowie mit anderen Störungsbildern auf niedrigem Strukturniveau.

Das Konzept der strukturellen Störung hebelt das alte Konzept der unbewussten Konflikte weitgehend aus. Der Verdienst der strukturbezogenen Sichtweise besteht darin, die Unangemessenheit des konfliktzentrierten Vorgehens bei strukturgestörten Patienten aufgezeigt zu haben. Es hat ein Paradigmenwechsel stattgefunden insofern, als der Psychoanalyse, die zunächst ihren Anspruch auf Behandlung auch strukturschwacher Patienten behauptete, sich für diesen Personenkreis als ungeeignet erwies, wohingegen sich eine sehr gute Vereinbarkeit der Behandlung von Strukturstörungen mit den Mitteln der tiefenpsychologisch fundierten Psychotherapie ergeben hat.

Damit stehen zwei grundsätzliche ätiologische Ansätze zur Verfügung: das (neurotische) Konfliktmodell mit seinen Abwehrmechanismen und die (frühe) Srukturstörung. Beide sind nur theoretisch trennbar, in der Praxis vermischen sie sich. Dann kann eine sekundäre neurotische Konfliktverarbeitung auch auf primären Strukturdefiziten beruhen. Und umgekehrt kann eine chronische dysfunktionale Verarbeitung von Konflikten zu Strukturdefiziten führen (z.B. Martin Seligmans „erlernte Hilflosigkeit“). Oder noch umfassender gesagt: Bei beeinträchtigten Patienten vermischen sich Konflikt-, Struktur- und traumaätiologische Hintergründe. Die Trennung von Konflikt, Struktur und Trauma sollte nicht zum falschen Verständnis verleiten, dass alle drei voneinander unabhängig gedacht werden können. Meist haben wir es mit Mischformen zu tun.

Zur Ergänzung hier noch die Definition der analytischen Behandlungsform laut Psychotherapie-Richtlinie (§ 16 (1) und 16b):

„Psychoanalytisch begründete Verfahren (1) Diese Verfahren stellen Formen einer ätiologisch orientierten Psychotherapie dar, welche die unbewusste Psychodynamik neurotischer Störungen mit psychischer oder somatischer Symptomatik zum Gegenstand der Behandlung machen. ... Die analytische Psychotherapie umfasst jene Therapieformen, die zusammen mit der neurotischen Symptomatik den neurotischen

Konfliktstoff und die zugrunde liegende neurotische Struktur der Patientin oder des Patienten behandeln und dabei das therapeutische Geschehen mit Hilfe der Übertragungs-, Gegenübertragungs- und Widerstandsanalyse unter Nutzung regressiver Prozesse in Gang setzen und fördern."

Hier wird die „neurotische *Struktur*" zum Behandlungsfeld der Psychoanalyse gezählt, doch das ist wie gesagt umstritten.

4.1.2 DSM-IV

„In Anlehnung an das DSM-IV ... lassen sich psychische Störungen definieren als ein klinisch bedeutsames Verhaltens- oder psychisches Syndrom oder Muster, das mit momentanem Leiden (z. B. einem schmerzhaftem Symptom) oder einer Beeinträchtigung (z. B. Einschränkung in einem oder mehreren wichtigen Funktionsbereichen) oder einem erhöhtem Risiko zu sterben einhergeht. Unabhängig von dem ursprünglichen Auslöser sollte eine verhaltensmäßige psychische oder biologische Funktionsstörung bei der Person zu beobachten sein." (Wittchen & Hoyer 2011, S. 32)

4.1.3 Wittchen/Hoyer (2011)

„Psychische Störungen sind nicht grundlagenwissenschaftlich eindeutig definierte, feststehende Entitäten, sondern stellen letztlich nur nach dem aktuellen Stand der Forschung sowie für die Praxis sinnvolle und nützliche Konstrukte dar, auf die sich Forscher und Praktiker als bestmögliche Lösung für eine begrenzte Zeit geeinigt haben." (Wittchen & Hoyer 2011, S. 7)

„Psychische Störungen sind ein klinisch bedeutsames Verhaltens- oder psychisches Syndrom oder Muster, das bei einer Person auftritt und das mit momentanem Leiden (z. B. einem schmerzhaften Symptom) oder einer Beeinträchtigung (z. B. Einschränkungen in einem oder in mehreren wichtigen sozialen oder Leistungsbereichen) oder mit einem stark erhöhten Risiko einhergeht, zu sterben, Schmerz, Beeinträchtigung oder einen tiefgreifenden Verlust an Freiheit zu erleiden. Das Syndrom oder Muster darf nicht nur eine verständliche und kulturell sanktionierte Reaktion auf ein Ereignis sein, wie z. B. eine normale Trauerreaktion bei Verlust eines geliebten Menschen. Unabhängig vom ursprünglichen Auslöser muss bei der betroffenen Person eine verhaltensmäßige, psychische oder biologische Funktionsstörung zu beobachten sein.

Weder normabweichendes Verhalten (z. B. politischer, religiöser oder sexueller Art) noch Konflikte des Einzelnen mit der Gesellschaft sind psychische Störungen, solange die Abweichung oder der Konflikt kein Symptom einer oben beschriebenen Funktionsstörung bei der betroffenen Person darstellt.“ (Wittchen/Hoyer 2011, S. 9)

4.1.4 Leichsenring (2006)

Es existieren zahlreiche Definitionsvorschläge, von denen sich keine richtig durchgesetzt hat. Es tauchen jedoch immer wieder die Merkmale Devianz (Normabweichung), Leidensdruck, Beeinträchtigung und Gefährdung auf.

4.1.5 Devianz

Häufig wird Verhalten dann als gestört bezeichnet, wenn kulturelle Normen (explizite oder implizite Verhaltensregeln) unbewusst oder bewusst spürbar verletzt werden. Offensichtlich gibt es Umstände, in denen normabweichendes Verhalten toleriert oder sogar geschätzt wird (überragende Intelligenz, Spitzensportler etc.). Viele Psychotherapeuten halten bestimmte Reaktionen auf außergewöhnliche Ereignisse (Krieg, Katastrophen) für angemessen, auch wenn sie in einem anderen Kontext als deviant eingestuft werden. Für Reaktionen auf (extreme) Belastungen hat die klinische Psychologie die Begriffe akute Belastungsstörung oder posttraumatische Belastungsstörung (PTBS) gefunden. Welches Verhalten als störend oder normverletzend angesehen wird, wandelt sich. Homosexualität und „Ehe für alle“ werden heute von einer Mehrheit toleriert oder gar begrüßt, Kindesmissbrauch und Vielehe (noch) nicht. Alle Menschen unterlaufen ständig irgendwelche Normen, was oftmals nicht beanstandet wird. Normabweichung mag Merkmal einer seelischen Störung sein, als alleiniges Merkmal ist sie unzureichend.

4.1.6 Leidensdruck

Psychische Störungen sind häufig, aber nicht immer (z.B. Manie oder Psychose) mit Leidensdruck verbunden. Manchmal unterziehen sich Menschen (scheinbar) freiwillig Leiden (z.B. Masochismus, Spitzensportler). Leidensdruck gehört zu den Grundbedingungen einer Therapie. Ohne Leidensdruck meist auch keine Krankheitseinsicht und keine Veränderungsbereitschaft. Zum Leidensdruck können auch externe Faktoren wie Arbeitslosigkeit, chronische Krankheiten oder Geldmangel beitragen. Der Leidensdruck sollte dezidiert erfragt werden, z.B. der Schweregrad auf einer Skala von 1 bis 10. Patienten können verschiedene Symptome haben und in unterschiedlichem Maße darunter leiden.

4.1.7 Beeinträchtigung

Gestörtes Verhalten beeinträchtigt tendenziell die Alltagstüchtigkeit. Selbsterhaltung, soziale Beziehungen oder effektives Arbeiten sind reduziert oder gestört. Betroffene sind sozial eingeschränkt. Ein Wahn beispielsweise zerstört die zwischenmenschliche Kommunikation, weil er nicht überprüfbar ist. Ab einem bestimmten Ausmaß des Wahns kann man mit solchen Leuten nicht mehr zusammenarbeiten. Ein anderes Beispiel ist die Sozialphobie, bei der die Betroffenen nicht einmal mehr zum Einkaufen vor die Tür gehen können.

Der Berliner Psychiatrie Andreas Heinz beschreibt in seinem Buch *Der Begriff der psychischen Krankheit* (2014), ein erster Anhaltspunkt für eine psychische Erkrankung seien Beeinträchtigungen von Funktionen, die aus medizinischer Sicht lebenswichtig sind. Natürlich sei es eine normative Setzung, was als „lebenswichtig" gilt und was nicht. Solche Setzungen gebe es allerdings überall in der Medizin und in der Psychologie.

Im psychischen Funktionsbereich wird davon ausgegangen, dass Wachheit, Orientierung, Merkfähigkeit, Zuschreibung der Gedanken zu sich selbst und affektive Schwingungsfähigkeit zur seelischen Gesundheit gehören. Um diese Bereiche gibt es laut Heinz relativ wenige Kontroversen. Es müsse jedoch hinzukommen, dass entweder die Person selbst unter der Einschränkung leidet oder dass sich eine deutliche Beeinträchtigung im Alltagsleben beschreiben lässt, wenn etwa das Waschen, die Hygiene, das Einkaufen und andere fundamentale Alltagshandlungen nicht mehr ausgeführt werden. Es gebe Menschen mit Alzheimer oder anderen Demenzen, die subjektiv nicht leiden würden, sich aber nicht mehr anziehen können. Das bezeichnet Heinz als „Krankheit". Wenn jemand Stimmen hört und damit zurecht kommt, also weder darunter leidet noch sein Alltag beeinträchtigt ist, so würde er ihn nicht als klinisch krank ansehen.

Im Rahmen der Überarbeitung des US-amerikanischen DSM-5-Handbuchs zur Diagnose und Einordnung psychischer Erkrankungen wurde vor wenigen Jahren beispielsweise heftig darüber gestritten, wie lange ein Mensch nach dem Tod eines nahen Angehörigen trauern darf, ohne als depressiv oder anderweitig psychisch krank zu gelten. Die amerikanischen Psychiater einigten sich auf zwei Wochen! Wer länger trauert, ist krank? Das sind Konzepte, über die man diskutieren muss und die nicht in Stein gemeißelt sind. Die Patienten selbst spielen dabei eine zwiespältige Rolle: Ihre Ansprüche an Ernst-genommen-Werden, medizinischer Anerkennung und medizinischer Versorgung stehen der Angst vor Stigmatisierung und Medikamenten entgegen.

4.1.8 Gefährdung

Wenn zu erwarten ist, dass bei fehlender Behandlung weitere soziale Bereiche und kognitive oder emotionale Leistungen beeinträchtigt werden, ist eine Psychotherapie indiziert. Damit soll eine drohende Verschlimmerung der Symptome (Exzerbation) und in der Folge Arbeitsunfähigkeit oder Krankenhausaufenthalte verhindert werden.

4.1.9 Sekundärsymptome

Schultz-Hencke wies schon 1927 darauf hin, dass sich ein erheblicher Teil der Schwierigkeiten, die sich bei der Durchführung einer Therapie ergeben, sich aus den üblen *Folgen* neurotischer Störungen herleiten. Es handelt sich um Sekundärphänomene. Die sekundären neurotischen Fehlentwicklungen können für das Leben der betroffenen Menschen mehr Bedeutung haben als die primären, auslösenden, neurotischen Störungen. Diese Sekundärfolgen entwickeln, losgelöst von der auslösenden Dynamik, ihre eigene Bedeutung. Beispiele sind finanzielle Verschuldung aufgrund krasser Fehlentscheidungen, nicht bestandene Prüfungen aufgrund von Lern-und Arbeitsstörungen oder sozialer Rückzug und Vereinsamung aufgrund von Panikanfällen (Reimer/Rüger 2006, S. 18).

Tabelle 1: Synopse Definition "Psychische Störung"

Psychotherapie-Richtlinie 2017	**DSM-IV** Wittchen & Hoyer, S. 32	**Wittchen & Hoyer** 2011, S. 9	**übergreifend**
Krankhafte Störung der Wahrnehmung, des Verhaltens, der Erleb-	Beeinträchtigung und Einschränkungen in einem oder	Beeinträchtigung und Einschränkungen in einem oder	Beeinträchtigung

nisvereinbarung, der sozialen Beziehungen und der Körperfunktionen	mehreren Lebensbereichen	mehreren Lebensbereichen	
	Leiden (Schmerzen)	momentanes Leiden, Schmerzen	Leidensdruck
	Erhöhtes Risiko zu sterben, Schmerz, tiefgreifender Verlust an Freiheit	Erhöhtes Risiko zu sterben, Schmerz, tiefgreifender Verlust an Freiheit droht	Gefährdung (Exzerbation)
	Verhaltensmäßige Funktionsstörung	psychische oder biologische Funktionsstörung	Devianz (Abweichung)
willentlich nicht steuerbar			

5 Wie entstehen psychische Störungen?

Die Determinanten (Bestimmungselemente) psychischer Störungen haben sich im Laufe der Zeit gravierend verändert. Jahrhundertelang wurden psychische Störungen als Werk böser Dämonen oder des Teufels verstanden, teilweise auch als eine göttliche Bevorzugung (Veitstanz; Krämpfe). Der Dämonenmythos wurde nur teilweise in Schach gehalten von der langen Tradition griechischer Ärzte, die natürliche Ursachen annahmen, beispielsweise in der gut 2000 Jahre gültigen Lehre von den vier Körpersäften. Einige griechische und römische Gelehrte diskutierten seelische Einflussfaktoren (starke emotionale Erschütterung wie Liebensentzug, Finanznot, Todesfälle). Unter dem Christentum kehrte die Dämonenlehre zurück. Seelische Krankheiten waren Zeichen für eine Besessenheit durch den Satan und den inneren Kampf dagegen. Die rationalistische Aufklärung konnte den christlichen Dogmatismus zurückdrängen, so dass die Erforschung körperlicher wie seelischer Krankheiten sprunghaft voranschritt.

Der Streit versachlichte sich, verschwand damit aber nicht. Bis zur Mitte des 20. Jahrhunderts war es praktisch unmöglich, die Effekte der Neuronen und die der Psyche auseinanderzuhalten. Der Unterschied ist evident. Wenn Nervenleiden eine Erkrankung der Nerven sind, so sind sie der Kontrolle des Verstandes entzogen. Wilhelm Griesinger, einer der Begründer einer naturwissenschaftlich orientierten Psychiatrie, betonte: „Psychische Erkrankungen sind Erkrankungen des Gehirns." Der Ursprung psychischer Abweichungen wird in einer physiologischen Erkrankung des Gehirns gesehen. Ein krankes Gehirn manifestiert sich in psychischen Störungen. Die Verursachung liegt außerhalb der Einflussmöglichkeiten des Erkrankten.

Dem stand (und steht manchmal selbst heute noch) gegenüber die Anschauung von den ungelösten innerseelischen Konflikten und ungünstig verarbeiteten äußeren Einflüssen als primärer (vielleicht sogar einziger) Grund für seelische Abweichungen. Sigmund Freud postulierte die „sexuelle Ätiologie" aller Neurosen. Alfred Adler nahm zu geringes Gemeinschaftsgefühl, Carl Gustav Jung den Abfall vom christlichen Glauben und Harald Schultz-Hencke einen gehemmten Lebensstil als Kern aller seelischen Störungen an. Psychische Störungen seien Ausdruck eines existentiellen Scheiterns. Die Verursachung wird vom Erkrankten „gemacht".

Die Ursachenzuschreibung spaltete die moderne Psychiatrie in eine neurologisch-biologische und eine psychosoziale Richtung mit unterschiedlichen Erklärungsmodellen und Therapien. Die neurowissenschaftliche Variante bezeichnet der amerikanisch-kanadische Medizinhistoriker Edward Shorter in seinem Buch *Die Geschichte der Psychiatrie* (1999) als „biologische Psychiatrie". Sie entwickelte sich weitgehend parallel und unabhängig vom psychosozialen Modell. Der psychosoziale Strang kennt viele Strömungen, vor allem die Psychoanalyse, die Tiefenpsychologie, die Verhaltenstherapie, die Sozialpsychiatrie und die Psychosomatik.

Beide Strömungen, die biologische und die psychische, können nicht gleichzeitig richtig sein. Entweder wird beispielsweise Depression durch ein biologisch erzeugtes und vielleicht durch Stress aktiviertes Ungleichgewicht von Neurotransmittern hervorgerufen, oder sie resultiert aus einem malignen unbewussten psychodynamischen Prozess. Der Streit ist nicht nur akademisch; je nachdem, welche Richtung in Psychiatrie und Psychotherapie die Oberhand hat, wird in der Heilung unterschiedlich verfahren. Es geht um Deutungshoheit, Prestige und Einfluss. Die einzelnen Richtungen und Schulen und ihre Vertreter führen teilweise immer noch diese Auseinandersetzung.

Aber seit den 1960er-Jahren gibt es neue Erkenntnisse und Bestrebungen, die beiden Sichtweisen zu integrieren. Das geschieht in einer modernen Psychosomatik, dem medizinisch-psychologischen Bindeglied zwischen Körpermedizin und Psychologie, und in einer Verknüpfung von Erkenntnissen der Neurobiologie mit den Erfahrungen aus der Psychotherapie. Der Versuch, beide Seiten immer gleichzeitig zu denken, ist mit den Begriffen der „integrierten Psychosomatik", wie sie etwa Gerhard Danzer (2013) vertritt, und der „neuronalen Psychotherapie" eines Klaus Grawe (2004) bezeichnet.

Doch nur wenigen Wissenschaftlern gelang es bislang, medizinisches, neurobiologisches und psychologisches Wissen in einer Person zu integrieren. In den anderen Fällen kooperieren Mediziner und Psychologen einigermaßen gleichberechtigt und versuchen anhand der Diagnose eine individuell zugeschnittene Therapie zusammenzustellen.

Theoretisch sind biologische und psychosoziale Perspektive nicht unvereinbar und nur Dogmatiker beharren auf dem einen oder anderen Zugang. Integration und gegenseitige Befruchtung findet in der Theorie statt über Konzepte wie die der Parallelität oder Komplementarität physiologischer und psychischer Phänomene sowie der Genetik und Epigenetik. In der heilkundlichen Praxis werden zunehmend Traumata der Mutter sowie vorgeburtliche und früh nachgeburtliche Einflüsse als Einflussgrößen wahrgenommen und soweit als möglich berücksichtigt. Oftmals spielen *alle* Einflussfaktoren eine mehr oder minder große Rolle: traumatische Erfahrungen der Schwangeren, körperliche Vorerkrankungen und Bereitschaften (Vulnerabilität und Resilienz), ungünstige Umwelteinflüsse (sozialer Stress), psychische Reaktionen, funktionelle Einschränkungen, Angst, Missachtung vitaler Bedürfnisse und vieles mehr. Oftmals lässt sich nicht sagen, was Ursache und was Wirkung ist. Ursache, Wirkung und neue Ursachen spielen sich in einem unendlichen Wechselspiel von innen und außen ab. Oftmals geht es gut, manchmal kommen Menschen in eine Abwärtsspirale, einen Teufelskreis. In diesem Labyrinth soll sich der Psychotherapeut zurechtfinden. Dieses Buch will ihm dabei helfen.

5.1 Determinanten psychischer Störungen

Was gehört *heute* zu den Ursachen, der Entwicklung und der Entfaltung einer psychischen Störung? Deneke (2013, S. 314ff.) hat folgende Determinanten zusammengestellt[1]:

1. genetische Einflussfaktoren (mentale und/oder körperliche Defizite, Ängstlichkeit, Rückzugstendenz, Vulnerabilität), d.h. Gene, individuelle Genexpression und Epigenese
2. lebensgeschichtlich pathogenetisch relevante Sozialisationsbedingungen in Kindheit und Jugend (Armut, Gewalt, Arbeitslosigkeit, Vertreibung und Flucht, Verlust der Mutter, sexueller und/oder aggressiver Missbrauch, Kriminalität eines Elternteils, psychische Störungen der Eltern, schwere körperliche Erkrankungen der Eltern, schlechte Schulbildung der Eltern, „broken home", Unerwünschtheit, Adoption, Alkoholismus, emotionale Vernachlässigung, Zeugenschaft von Gewalt etc.)
3. ungelöste innere und äußere, virulente und nicht-virulente Konflikt bzw. Konflikte, die nur um den Preis der Vernachlässigung wesentlicher Motive und Strebungen gelöst wurden

---

1 „Determinanten" bedeutet „Einflussfaktoren". Ursache und Wirkung, Defizit und Kompensation sind oft kaum auseinanderzuhalten.

4. unerfüllte Wünsche und nicht gelebte Bedürfnisse (Diskrepanz zwischen Wunsch und einschränkender Wirklichkeit)
5. schwer erträgliche Gefühlszustände (Angst, Scham, Schuld, Wut)
6. quälende Erinnerungen (an Traumata, posttraumatische Belastungsstörung)
7. dysfunktionale Lebenskonstrukte und Erfahrungsmuster in Beziehungen, Phantasien, Planungen, Reflexionen, Bewertungen, der Selbstrepräsentanz, der Identifikation (Narzissmus, Selbstentwertung, Impulskontrollverlust, Neid, Habgier, mangelndes Gemeinschaftsgefühl, Selbstidealisierung, Selbstunterschätzung, Opferrolle, Grandiosität, Rachephantasien, Körperselbstbild, Überempfindlichkeit, Entwertungstendenz)
8. dysfunktionale Abwehr- und Kompensationsmechanismen
9. Auslösefaktoren (Tod, Verlust, gravierende Beziehungsprobleme, gravierende Kränkungen, Probleme bei der Bewältigung von Schwellensituationen, lebensbedrohliche Erkrankung, Misserfolge, Prüfungsversagen etc.)

Hier zu Recht nicht mehr aufgeführt ist die Anschuldigung, „die Gesellschaft" habe Schuld an psychischen Erkrankungen. Nicht der Irre ist krank, es sei die Gesellschaft, die die Menschen irre macht. So hieß es in den 70er- und 80er-Jahren in westlichen Zivilisationen. Diese Vorstellung ist in nichtwissenschaftlichen Kreise nach wie vor populär, wie einige Buchtitel zeigen: *Wenn die Gesellschaft krank macht. Macht uns die moderne Welt krank? Unsere Gesellschaft ist krank. Was unsere Gesellschaft krank macht. Wie die Komplexität unserer Welt uns krank macht* usw.

Derartige Ideen sind nicht völlig abwegig. Schon Sigmund Freud sprach vom „Unbehagen in der Kultur" (1930). Sein Argument: Die allgegenwärtige Kultur enge die individuelle Freiheit über jedes sinnvolle Maß hinaus ein. Der Mensch könne nicht mehr seinem dominanten Lustprinzip folgen. Unbändigbare Liebe und Aggression können nicht (mehr?) ausgelebt werden. Die Folge seien Schuldgefühle, Denkhemmungen und eine Reduktion von Vitalität. Durch seine Neurosenlehre hatte er im Grunde „die gesamte Menschheit zum Patienten" gemacht.

Freud lehnte es ab, daraus irgendwelche Forderungen abzuleiten. Es ist in der Tat nicht abzusehen, was aus der Gesellschaftskritik folgen soll. Damit niemand mehr verrückt wird, müsse eben nur die gesamte Gesellschaft revolutioniert werden? Wie soll das gehen, wo fängt man an? Die früheren anarchistisch-autonomen Patientenkollektive sind allesamt gescheitert. Eine seelische Störung bedeutet eine erhebliche Einschränkung sozialer Fähigkeiten. Wie sollen solche Menschen Politik gestalten können?

Zweitens weiß jeder Erwachsene, dass das Leben Aufgaben und Leiden bereithält, die unabhängig von Gesellschafts- und Wirtschaftsform existieren. Mangelnde Zuwendung, ungerechte Verteilung von Sympathie, Bevorzugungen und Benachteiligungen, phasentypische Lebenskrisen, Unfälle und Todesfälle können akut oder auf Dauer seelische Schäden hervorrufen. Liebe und Leid sind eben ungleich verteilt und bleiben es, auch wenn man sich um Ausgleich bemüht.

Noch aus einem dritten Grund ist das gesellschaftliche Argument in den Hintergrund getreten. Der genetische und epigenetische Einfluss auf die Entstehung psychischer Störungen tritt immer deutlicher hervor.

5.2 Genetische Faktoren

In jüngeren Jahrzehnten scheint das Pendel wieder zugunsten der biologischen Determination auszuschlagen. Grundannahme ist: Alle psychisch-geistigen Prozesse beruhen auf der chemisch-elektrischen Aktivität neuronaler Netzwerke. Psychopharmaka setzen am biochemischen Prozess an, aber auch Psychotherapie wirkt letztlich im Gehirn, also biologisch und chemisch.

Der psychotherapeutische Veränderungsprozess läuft offenbar hauptsächlich über die gute Beziehung zwischen Therapeut und Patient, mit den Ingredienzien Problemklärung, Verstehen, Beruhigung und Mutmachen. Die dadurch ausgelösten neurobiologischen Veränderungen lassen sich gut dokumentieren. Zentral dabei ist unter anderem das limbische System, welches affektive und emotionale Zustände mehr oder weniger erfolgreich modelliert. Psychische Erkrankungen entstehen offenbar dadurch, dass lokale Netzwerke in limbischen Zentren aufgrund traumatischer Ereignisse fehlverdrahtet werden und dadurch die komplizierte Balance zwischen limbischen und kognitiven Zentren gestört wird.

Eric Kandel skizziert den gemeinsamen Rahmen von Psychiatrie und Biologie folgendermaßen (2008, S. 81f., mit eigenen Ergänzungen):

- Erstens: Alle geistigen Funktionen sind Hirnfunktionen. Verhaltensstörungen sind Störungen der Gehirnfunktionen, und zwar auch in jenen Fällen, in denen die Ursachen der Störungen ihren Ursprung eindeutig in der Umwelt haben. – Ich würde formulieren: Verhaltensstörungen einschließlich Denkstörungen sind als Parallelphänomene auch immer Störungen der Gehirnfunktionen. Wir sind schlichtweg auch biologische Wesen. Der biologische Einfluss ist in der Regel und in wesentlichen Teilen nicht erkennbar, jedenfalls nicht für den Psychotherapeuten.

- Zweitens: Gene und insbesondere Kombinationen von Genen üben eine bedeutende Kontrolle über das Verhalten aus. Folglich ist eine der Komponenten, die zur Entwicklung von schweren Geisteskrankheiten führen, genetisch. – Ich würde ergänzend formulieren: Gene, vor- und nachgeburtlichen Einflüsse, Epigenese sowie genetische Polymorphismen können in einer bislang kaum in Ansätzen verstandenen Wechselwirkung zu schweren psychischen Störungen führen. Diese Einflussfaktoren sind weitestgehend unerkennbar, jedenfalls für Psychotherapeuten.
- Drittens leisten neben Genen gesellschaftliche oder Entwicklungsfaktoren einen Beitrag zu seelischen Störungen. Kombinationen von Genen, sozialen Faktoren und die Funktion von Nervenzellen beeinflussen sich gegenseitig in Regelkreisen. – Ich würde ergänzen: Die Faktoren akkumulieren sich häufig in einer nicht linearen Weise. Dieses hochkomplexe Wechselspiel ist psychotherapeutisch nur in einem sehr begrenzten Ausschnitt erkennbar.
- Viertens: Lernen induziert Veränderungen der Genexpression, diese führen zu Veränderungen von Mustern neuronaler Verbindungen. – Verhaltensänderungen, also Lernen, sind mit eine Kernkompetenz der Psychotherapeuten.
- Fünftens: Insofern Psychotherapie wirksam ist und zu langfristigen Veränderungen im Verhalten führt, gründet diese Wirksamkeit vermutlich im Lernen, die die Stärke der synaptischen Verbindungen verändern.
- Ich möchte – ergänzend zu Kandel und anhand von Gerhard Roth (2015) – einen weiteren Punkt einfügen: Vulnerabilität und Resilienz im Individuum sind sowohl Grundlage wie auch Ergebnis der nicht linearen Akkumulation von Einflussfaktoren, besonders die der Mutter auf den Fötus. Zu diesen Faktoren gehören u.a. die Hormonproduktion einschließlich Stresshormone und die Neurotransmitter sowie ihre Rezeptorsensitivität an den vielen verschiedenen Stellen des Körpers. Dieses hochkomplexe Wechselspiel ist psychotherapeutisch praktisch nicht erkennbar.

Kandels fünf Prinzipien beruhen unter anderem auf der Erkenntnis, dass biologische Prozesse nicht streng von Genen determiniert sind und dass die Funktion der Gene nicht einzig in der Weitergabe von Erbinformationen besteht. In ausdifferenzierten Zellen wird nur ein kleinerer Teil der Gene exprimiert (zum Ausdruck gebracht). Alle anderen Gene werden unterdrückt. Eine Teilmenge von Genen steuert den Phänotyp dieser Zelle, die den Charakter der Zelle bestimmt. Diese spezifische Genexpression ist für Umweltfaktoren empfänglich (Kandel 2008, S. 87). Viele Nervenzellen und viele Gene sind für die Entwicklung und die Funktion eines neuronalen Schaltkreises erforderlich. Genetische und lebensgeschichtlich erworbene Einflussgrößen interagieren in komplexer Weise.

Lassen sich überhaupt noch genetisch determinierte von nicht genetisch determinierten psychischen Störungen unterscheiden? Es wird angenommen, dass Gen-Mutationen genetisch bedingte Störungen hervorrufen. Die Genstruktur ist dann irgendwie pathologisch verändert. Bei psychischen Störungen, die definitionsgemäß nicht genetischer Natur sind, müsste demgegenüber die Genstruktur intakt sein, doch unter dem Einfluss belastender Lebensereignisse kann sich das Expressionsmuster der Gene verändern. Betroffen ist die Regulation der Expression von Genen. Im Unterschied zur defekten Genstruktur ist die Regulationsstörung der Gen-Expression zumindest prinzipiell reversibel. Die Unterscheidung zwischen defekten Genen und einer pathogenen Gen-Expression ist derzeit nicht sicher zu leisten, schon gar nicht für einen laienhaften Psychotherapeuten. Die Interaktion zwischen Gen-Expression und lebensgeschichtlichen Ereignissen, Erfahrungen und Bedingungen ist hochkomplex und nicht wirklich voneinander abgrenzbar.

Die Komplexität setzt sich in den lebensgeschichtlich erworbenen Faktoren fort. Ereignisse treffen auf eine seelisch-geistige Struktur eines Individuums und dessen subjektiven Wirklichkeitserfahrungen. Die seelisch-geistige Struktur ist das Ergebnis einer fortlaufenden und ununterbrochenen Verarbeitung von Wirklichkeitserfahrungen. Die Verarbeitung erfolgt auf weitgehend selbstorganisierender Art im zentralen Nervensystem und ist nur sehr begrenzt bewusster Einflussnahme zugänglich. Diese Verflechtung und diese Bedingungen lassen nicht erwarten, dass psychische Krankheiten ursächlich auf einzelne Strukturkomponenten oder isolierte Auslösesituationen zurückgeführt werden können (Deneke 2013, S. 342).

Störungsbilder mit einem mutmaßlich hohen *genetischen* Anteil sind Schizophrenie, schwere depressive Störungen, Zwangsstörungen, Anorexia nervosa, unspezifische

Ängste, Panikattacken, umgrenzte Phobien und die Dysthymie. Dies ergibt sich aus Zwillingsstudien. Auch für ADHS gibt es deutliche Hinweise auf genetische Mitverursachung. Aus einer Vielzahl von Studien mit unterschiedlichen Designs kann man abschätzen, dass der genetische Beitrag zur Erkrankung bei ungefähr 80 Prozent liegt. Risikogene verursachen eine Störung der syntaktischen Übertragung und der neuronalen Plastizität und beeinflussen darüber unter anderem das Dopamin- und Noradrenalin-Botenstoffsystem insbesondere in den Basalganglien und dem Vorderhirn. Diese Veränderungen sind nicht statisch, sondern dynamisch.

5.3 Epigenetische Faktoren

Unser Seelenleben im engeren Sinne wird durch psychoneurale Systeme bestimmt, die in höchst individueller Weise auf den genannten Ebenen des Gehirns ablaufen. Das erste und wichtigste davon ist die **Stressverarbeitung**. Hier geht es um die Frage: Wie werde ich mit Problemen und Herausforderungen und mit dem damit verbundenen Aufregungen fertig?

Dies ist im Gehirn mit der Regulation der „Stresshormone“ Noradrenalin und Cortisol verbunden. Dieses System wird in seiner vorgeburtlichen Entwicklung stark beeinträchtigt durch negative Einflüsse über das traumatisierte Gehirn der werdenden Mutter oder durch frühe nachgeburtliche Störungen, hauptsächlich im Rahmen einer negativen Bindungserfahrung.

Gerhard Roth (2015) meint, dass die Gemeinsamkeit aller psychischen Störungen in der unzureichenden Ausgestaltung des Stressverarbeitungssystems (Gehirn, Nebennierenrinde, Cortisol usw.) liegt.

Das System der Stressverarbeitung steht in enger Wechselwirkung mit dem ebenfalls schon vorgeburtlich sich entwickelnden System der **Selbstberuhigung**, das mit dem Neurotransmitter Serotonin zu tun hat sowie mit der Ausschüttung hirneigener Belohnungsstoffe, den sogenannten endogenen Opioiden. Eine traumatisierte Mutter hat in ihrem Gehirn ein „verbogenes Selbstberuhigungssystem“ (Roth). Sie kann entsprechende Signale nicht an das Gehirn des Ungeborenen weitergeben. Wenn schon das Stressverarbeitungsystem überaktiv ist, und das Selbstberuhigungssystem unteraktiv, steigt die Wahrscheinlichkeit psychischer Störungen (Angststörung oder Depression).

Beide Systeme zusammen (Stressverarbeitung, Selbstberuhigung) bestimmen die Bedrohungsempfindlichkeit und Frustrationstoleranz eines Menschen: Wie ermutigend oder bedrohlich erlebe ich die Welt, wie sehr fürchte ich Misserfolge, wie sehr suche ich Sicherheit?

Die frühkindliche **Bindungserfahrung** ist die wichtigste Erfahrung in unserem Leben. Durch sie wird unser individuelles und gesellschaftliches Verhalten bestimmt: Selbstwertgefühl, Empathie, Verantwortlichkeit. Durch den freundlichen Blick, nicht nur im Kleinkindalter, werden das Hormon Oxytocin und endogene Opioide aktiviert. Durch die Ausschüttung von Oxytocin erhöht sich auch das Serotonin, d.h. das Kind wird ruhiger, es erniedrigt sich das Cortisol und das Kind ist weniger gestresst. Damit vermindern sich auch die Angst- und Bedrohtheitgefühle und erhöht sich das Wohlbefinden.

Zu den frühkindlichen Traumatisierungen gehören sexueller Missbrauch, körperliche Misshandlung und frühe Gewalterfahrungen, Vernachlässigung bzw. unsichere Fürsorge, keine oder schlechte Bindungserfahrungen, stark konflikthafte Trennung der Eltern und früher Tod einer zentralen Bindungsperson[2]. Die frühen traumatischen Erfahrungen betreffen etwa 10 bis 20 Prozent aller Kinder. Diese Erfahrungen können Gehirnprozesse bis auf die zelluläre und molekulare Ebene zum Negativen verändern und stören.

Die normale oder gestörte Ausbildung dieser drei Systeme (Stressverarbeitung, Selbstberuhigung, Bindungserfahrung) bedingt die Entwicklung dreier weiterer psychoneuraler Systeme (nach G. Roth).

Zum ersten geht es um **Impulskontrolle**: Wie sehr werde ich von unmittelbaren Motiven getrieben, wie sehr lerne ich, soziale Regeln zu beachten und soziale Fähigkeiten auszubilden? Hier spielt die Ausbildung von Hemmmechanismen im Vorderhehirn eine wichtige Rolle.

Zum zweiten geht es um **Belohnung**sempfänglichkeit und Belohnungserwartung: Wie stark suche ich die Belohnung, den Erfolg, das Risiko, den Kick? Hier geht es um die Höhe der Ausschüttung des Transmitters Dopamin und von endogenen Opioiden in den limbischen Zentren und von Kontrollmechanismen der oberen limbischen Ebene. Die Selbstbelohnung ist ein starkes Handlungsmotiv.

---

2 Die „Verwöhnung“, die Alfred Adlers so vehement kritisierte, scheint kaum eine Rolle zu spielen.

Drittens geht es um **Realitäts**bewusstsein und Risikowahrnehmung: Wie genau kann ich Situationen und Risiken einschätzen, wie sehr vermag ich aus (insbesondere negativen) Konsequenzen meiner Handlungen lernen? Eine normale Entwicklung ist an das Ausreifen der oberen limbischen Ebene und der kognitiven Ebene, insbesondere des Stirnhirns, gebunden, die mit Verstand und Vernunft zu tun haben.

Die ganz individuelle Art und Weise, wie sich die genannten sechs psychoneuralen Systeme bei einem Menschen ausbilden, bestimmen seine Persönlichkeit und damit sein Seelenleben.

5.4 Zusammenfassung

Die geschilderten Zusammenhänge lassen erkennen, dass psychische Erkrankungen wie Phobien, Angststörungen und Depression, aber auch Persönlichkeitsstörungen auf Defiziten in Ausbildung und Interaktion der genannten psychoneuralen Systeme beruhen. Psychische Erkrankungen haben ihren Ursprung in einer **Kombination** von genetisch-epigenetischer Vorbelastung, Schwächung der Stressverarbeitung und des Selbstberuhigungssystems, frühkindlicher Traumatisierung und negativen sozialen Erfahrungen in späterer Kindheit und Jugend (siehe Gerhard Roth 2017).

Seele, d.h. Psyche und Persönlichkeit entstehen in enger Parallelität zur Entwicklung des Gehirns. Hierbei entstehen im Gehirn die sechs von Roth genannten neuropsychischen Systeme, die aufeinander aufbauen:

1. Stressverarbeitung (HPA-Achse)
2. Selbstberuhigung und Frustrationstoleranz
3. Emotion- und Impulskontrolle
4. Bindung und Sozialität (Empathie)
5. Belohnungsempfindlichkeit und Belohnungserwartung
6. Realitätsbewusstsein und Risikowahrnehmung.

Defizite im Stressverarbeitungs-, Selbstberuhigungs- und Bindungssystem liegen laut Roth (2017) allen psychischen Störungen und Verhaltensproblemen zugrunde. Ein „genetischer Einfluss“ im engeren Sinne hat in dieser Sichtweise keinen Platz.

Diese Defizite werden dann als unbewusste oder bewusste Konflikte wirksam und führen zu bestimmten Reaktionen (Abwehrmechanismen) wie Vermeidung, Umdeutung, Verleugnung, Verdrängung, Abspaltung usw. Sie können sich tief in die bewussten und unbewussten Anteile des limbischen Systems, vor allem Amygdala und Basalganglien, eingraben und sind dann wie alle Gewohnheiten nur schwer zu ändern – in aller Regel nicht aus eigener Kraft, sondern durch psychotherapeutische Maßnahmen.

Was bedeutet das für Psychologie und Psychotherapie? Ergeben sich daraus zusätzliche oder andere Perspektiven für die Psychotherapie? Werden Sigmund Freuds Aussagen bestätigt, widerlegt oder korrigiert? Kann die Erforschung der Funktionsweise des Gehirns zur Beantwortung der Frage beitragen, wie Psychotherapie wirkt?

6 Erstgespräch und Anamnese

6.1 Allgemeines

Das vorhergehende Kapital versuchte eine Antwort auf die Frage, wonach eigentlich in einer psychotherapeutischen Diagnostik gesucht wird. Die vorläufige Antwort lautete: nach pathologischen Symptomen. Alles an einem Patienten kann zum Symptom werden. Im Zuge beruflicher Erfahrung wird der Therapeut schneller und genauer unterscheiden können, was pathologisch relevant ist und was nicht. Jedenfalls ist nicht alles, was der Patient an Symptomen nennt, für den Therapeuten und eine Therapie bedeutsam. Und umgekehrt wird der Therapeut auf Merkwürdigkeiten stoßen, die dem Patienten selbst noch nicht aufgefallen sind oder die er für nicht belangvoll hält.

Der Erstkontakt mit einem potentiellen Patienten erfolgt über das Telefon, manchmal auch per Mail. Die telefonische Kontaktaufnahme endet meist mit einem Termin für ein Erstgespräch. In der Reform der Psychotherapie-Richtlinie vom 1. April 2017 wurde die „Sprechstunde" als erste Kontaktform eingeführt. Sie kann bis zu 6 x pro Patient (à 25 Minuten) mit der Krankenkasse abgerechnet werden. Daran schließt sich eine etwas umfangreichere „Probatorik" an. Sie hat einen Umfang von 2 bis 4 Sitzungen zu je mindestens 50 Minuten. Am Ende der Probatorik steht die Diagnose.

Material: Überblick über die möglichen Versorgungsangebote für Erwachsene und Kinder (einzeln und Gruppen) im Rahmen der Gesetzlichen Krankenversicherung auf meiner Internetseite *geraldmackenthun.de/Diagnostik*.

6.2 Kontaktaufnahme

Die Art und Weise der Kontaktaufnahme des Patienten kann dem Psychotherapeuten bereits erste Hinweise über die Art der Störung, über Besonderheiten künftig zu erwartender Interaktionen und über die Prognose einer möglichen Behandlung geben: Erscheint der Patient aktiv/ passiv, sympathisch/ unsympathisch; ansprüchlich/ bescheiden, motiviert/ ambivalent usw.?

Manche Therapeuten versuchen den Erstkontakt am Telefon kurz zu halten, andere erkundigen sich ausführlich und versuchen schon am Telefon abzuschätzen, ob der Patient und seine Störung zu ihm passen. Wie auch immer, der Ton sollte aufmerksam, einladend, annehmend, freundlich, ruhig und zielorientiert sein. Der Therapeut sollte berücksichtigen, dass der Patient eventuell aufgeregt und unsicher ist. Derartige Telefonate werden ja nicht gerade häufig geführt. Ist der Therapeut genervt, weil dies schon der zehnte Anruf an diesem Tag ist, sollte er das Gespräch besser verschieben. Unwirsches Auftreten könnte den potenziellen Patienten verunsichern und abschrecken.

Schon ein kurzes Gespräch reicht, um sich einen Überblick zu verschaffen. Er könnte folgende Punkte umfassen:

- Sagen Sie in drei Sätzen, was Sie zu mir führt?
- Wie kommen sie auf mich?
- Sind Sie berufstätig? (Das ist für die Terminfindung wichtig.)
- Wo wohnen Sie? (um zu überlegen, wie er in die Praxis kommen kann)
- Ist der erste Eindruck positiv, gibt es einen Termin oder eine Verabredung für das weitere Vorgehen. Zudem bitte ich darum, die Krankenversicherungskarte nicht zu vergessen und mich rechtzeitig zu verständigen, wenn der Termin nicht wahrgenommen werden kann.
- Am Schluss wiederhole ich den Termin und betone, dass ich mich auf unser Erstgespräch freue.
- Ich erwähne ferner, dass wir 25 bzw. 50 Minuten Zeit für ein Erstgespräch haben.

Weitere Lektüre: Reimer/Rüger 2006, S. 52ff.; Arbeitskreis OPD 2006, S. 288-302.

Name und Telefonnummer des Patienten sollten auf alle Fälle notiert werden. Auch beim Therapeuten kann was dazwischenkommen. Auch sollte im Telefonat abgeschätzt werden, wie dringend der Fall ist und ob akuter Leidensdruck herrscht. Manchmal ist die Frage relevant, welcher Krankenkasse der Patient angehört. Oder man setzt den Patienten auf eine Warteliste. Eventuell ist es nötig, den Patienten weiter zu verweisen, beispielsweise an die Psychotherapeutenvermittlung der Kassenärztlichen Vereinigungen (Terminservicestellen) oder der Psychotherapeutenkammern der Bundesländer.

Material: Ein Form- und Merkblatt für den Erstkontakt am Telefon auf meiner Internetseite *geraldmackenthun.de/Diagnostik/*

6.3 Erstgespräch

Die Literatur über das erste Gespräch bzw. die sogenannte Probatorik mit einem Patienten ist umfangreich. Besonders Psychoanalytiker haben sich mit diesem Thema immer wieder beschäftigt. Wie die erste Begegnung gestaltet werden sollte, dazu gibt es unterschiedliche Vorschläge. Sie variieren je nach theoretischem Schulenhintergrund und der Vorstellung davon, welche Informationen vorrangig benötigt werden. Ein Zweck des Erstgesprächs ist die biographische Anamnese. Die Anamnese fasst die Leidensgeschichte eines Patienten aus seiner persönlichen Erfahrung zusammen.

Die Materialerhebung, das Sammeln von Informationen über den Patienten erfolgt über die „biographische Methode“ bzw. „Biographik“. Die biographische Methode selbst kennt wiederum verschiedene Ausformungen, die im Folgenden vorgestellt werden. Die wichtigste ist die „freie Assoziation“ bzw. die psychoanalytische „Grundregel“. Sie wird weiter unten behandelt.

Die Aufzeichnung besorgt der behandelnde Therapeut. Man kann aber auch den Patienten frühzeitig bitten, anhand eines mitgegebenen offenen Fragebogens seine Lebensgeschichte mit den wichtigsten Stationen selbst aufzuschreiben und mitzubringen. Nach meiner Erfahrung muss der Therapeut die Notizen noch einmal mit dem Patienten durchgehen, um Fragen und Details zu klären. Da kann der Therapeut auch gleich selbst mitschreiben. Ob er in der Sitzung mitschreibt oder nach dem Gespräch Notizen anfertigt, ist Geschmackssache. Ich habe nie erlebt, dass meine kurzen Mitschriften während des Gesprächs störend wirkten.

In vielen Kliniken werden die Erst- und Aufnahmegespräche den „Psychologen in Ausbildung“ (PiA) überlassen, unter anderem weil die Ärzte und angestellten Psychologen spüren, wie anstrengend Erstinterviews sind. Viele empfinden sie für strapaziöser als die Gespräche in einer laufenden Therapie. Es ist anstrengend, sich auf den neuen, unbekannten Menschen zu konzentrieren, der viele Details einschließlich

Namen aus seinem Leben mitbringt. Anamneseerhebung ist eigentlich nichts für Anfänger und sollte ihnen, wenn ihnen diese Aufgabe zugetraut wird, gründlich beigebracht werden.

Grundsätzlich stehen zwei Strategien zum Sammeln von Informationen zur Verfügung: das Interview, das sich zum Ziel setzt, durch vorher festgelegte Fragen strukturiert oder halbstrukturiert Fakten zu sammeln. Oder ein beziehungsdynamischer Ansatz, der auf dem Boden einer verstehenden Einfühlung sich im offenen Gespräch dem Patienten nähert. In diesem Spannungsfeld spielte sich in den vergangenen 100 Jahren die Entwicklung des diagnostischen Erstgesprächs in der Psychiatrie und Psychotherapie ab. Sigmund Freud selbst stand einer expliziten Diagnostik äußerst zurückhaltend gegenüber. Zu seiner Zeit konnte Freud sich einen solchen diagnostischen Nihilismus leisten, da es weder eine Alternativen zur Psychoanalyse noch diagnostische Manuale für eine Psychotherapie gab.

Erst ab Anfang der Fünfzigerjahre begann man in den USA, Informationen über die Biografie und Lebensumstände des Patienten systematisch zu sammeln (Sullivan, Gill, Newman, Redlich). Die Entwicklung fächerte sich schnell auf, so dass ein Überblick schwer zu gewinnen ist. Zu berücksichtigen sind beispielsweise die Unterschiede zwischen stationärer Psychiatrie und ambulanter Psychotherapie. Alle Schulen haben spezifische Vorschläge zum effektiven Sammeln von Fakten über einen Patienten vorgelegt, die sich natürlich inhaltlich oftmals überschneiden und wiederholen. Immer wieder wurden Anamnese-Schemata entworfen und vorgeschlagen. Zu fragen ist immer, ob diese Schemata für die schweren Fällen in Kliniken oder für niedergelassene Psychotherapeuten geeignet sind und ob sie aus dem engen Kreis der klassischen Psychoanalyse oder der weiten Umgebung der Tiefenpsychologie kommen.

Die psychodynamisch orientierte biopsychosoziale Gesamtsicht auf den Patienten erfordert ein diagnostisches Vorgehen, das sich aus verschiedenen etablierten Teilen zusammensetzt. Leichsenring (2006) nennt das psychoanalytische Erstinterview, aufbauend auf Freuds Behandlungsschriften, weiterentwickelt von Balint (1980), Argelander (1970), Kernberg (1985) und Laimböck (2000), zweitens das szenische Verstehen von Übertragung und Gegenübertragung und drittens die biografische Anamnese, basierend auf Schultz-Hencke (1951) und Dührssen (1981). Deskriptiv-phänomenologische, biographische und szenische Diagnostik liefern in ihrer Gesamtheit die Grundlage für eine psychodynamische Diagnose. Durch die Zusammenschau aller gewonnenen Informationen wird dann die Psychodynamik formuliert und anschließend die Diagnose gestellt, die die Grundlage für die Planung der Psychotherapie bildet.

Weiterführende Literatur zur Theorie des psychodynamischen Interviews: Arbeitskreis OPD, S. 281f., sowie Leichsenring 2006, S. 6ff.

6.4 Spontanangaben

Der potentielle Patient wird höflich begrüßt und freundlich hereingebeten sowie aufgefordert, auf einem bezeichneten Stuhl Platz zu nehmen. Da ich gerne vergesse, die Krankenversicherungskarte in mein Praxissystem einzulesen, bitte ich gleich zu Beginn um diese. Während ich die Karte einlese, hat der Patient Zeit, sich im Raum umzuschauen.

Ein möglicher Einleitungssatz wäre: „Wir haben für dieses Gespräch eine Stunde Zeit. Ziel des Gesprächs ist es, mit Ihnen ein Verständnis Ihrer Erkrankung/Ihres Problems zu finden“ (Arbeitskreis OPD, S. 293).

Irvin Yalom fordert Patienten mit dem Satz „Wo brennt's?“ auf, ihr Problem zu schildern.

Eine andere Form der offenen, nichtdirektiven Frage wäre: „Was führt Sie zu mir?“ oder „Warum suchen Sie einen Psychotherapeuten auf?“

Oftmals wird der Ratsuchende sagen, dass er verwirrt ist und nicht weiß, wo er anfangen soll. Hier kann ein Satz beruhigen wie: „Fangen Sie einfach an, wir werden das später noch sortieren können.“

Zunächst wird der Patient seine Symptome schildern (Spontanangaben), evtl. auch schon eine erste Idee für die Ursachen seiner Probleme formulieren. Man sollte das gegenüber erst einmal reden lassen, aber nach einiger Zeit kann der Therapeut beginnen nachzufragen, um nicht etwas zu übersehen. Alle belastenden und lebenseinschränkenden Symptome sind wichtig und sollen vom Therapeuten erfasst werden.

Die Diagnostik geht immer von den Symptomen aus. Diese können psychischer, körperlicher und/oder sozial-kommunikativer Natur sein.

Weiter oben wurde bereits darauf hingewiesen, dass die Frage, was ein Symptom ist, schwer zu beantworten ist. Wir sagten, dass es angemessen ist, als Symptome als das anzusehen, was nicht zu einem normalen Lebensvollzug gehört und was dem Patienten subjektiv oder objektiv Probleme bereitet. Patienten können im Erstinterview körperliche Symptome präsentieren, während der Therapeut bereits psychische Störungen erahnt. Umgekehrt können Patienten psychische Beschwerden vorbringen und übersehen, dass körperliche Beschwerden eine starke mitverursachende Rolle spielen. Zu den Symptomen gehören auch innerpsychische Konflikte und Konflikte mit anderen Menschen oder Institutionen.

Beispiel 1 für eine Spontanangabe

Die Pat. berichtet von einem Sportunfall vor 12 Jahren, als sie 17 J. alt war. Beim Handballspielen erlitt sie einen Muskelriss in Knie und Oberschenkel. Sie betrieb damals das Handball- und Fußballspielen in einem schulischen Leistungskurs. Seitdem sei sie stehengeblieben, was ihr Sportideal und ihr Körperbild betrifft. Sie versuche seit Jahren verzweifelt, hinsichtlich Fitness und Aussehen an früher anzuschließen, was ihr nicht gelinge. Das könne sie nicht akzeptieren und sie sei immer enttäuschter über sich, weil sie es nicht schaffe, wieder so muskulös zu werden wie damals. Sie könne sich als Frau schwer akzeptieren, fühle sich nicht wohl in ihrem Körper, zwinge sich zum Sport und achte zwanghaft auf ihr Essen und ihr Gewicht. „Ich habe den Unfall wohl nicht richtig verarbeitet." Seit Oktober 2010 sei sie richtig verzweifelt, habe sich an eine Ärztin gewandt und habe erstmals mit ihren Eltern darüber gesprochen. Nach wie vor habe sie starke Stimmungsschwankungen, empfinde sich als hässlich, unförmig und unästhetisch, bekomme dann Schweißausbrüche, Weinkrämpfe, Globusgefühl, nächtliche Essattacken, melde sich krank und ziehe sich in ihre Wohnung zurück.

Beispiel 2 für eine Spontanangabe (mitgeteilt von T. Moser)

Die Patientin rief in aufgelöstem und schüchternem Zustand aus ihrem weit entfernten Wohnort an und bat um einen Termin, nachdem sie mein Buch XYZ gelesen hatte. Sie sei erschüttert, weil so vieles auf sie zuträfe. Sie stamme aus einem sehr repressiven Pfarrhaus.

Als sie zwei Wochen später ankommt, sehe ich eine verquälte junge Frau vor mir, die ich zunächst als eine Studentin einschätze. Es stellt sich aber heraus, dass sie 32 Jahre alt ist und in ihrem zweiten Beruf (Erstberuf Krankenschwester) als Ergotherapeutin arbeitet.

Sie berichtet von ihren schweren depressiven Verstimmungen, den Angstanfällen, die vor allem nachts kommen, wo sie dann aufspringt und durch die Wohnung wandert und sich kaum von ihrem Freund beruhigen lässt. Sie erwacht meist von ihren Albträumen, in denen sie verfolgt wird.

Dann erzählt sie von ihrem Aufwachsen in dem strengen Pfarrhaus, gerät aber immer wieder ins Stocken, weil sie sich nur unter großen Loyalitätsproblemen den heiklen Familienproblemen nähern kann. Sie fürchtet, dass sie für diesen Verrat bestraft werden könnte. In der Gruppentherapie, an der sie auf eigene Kosten (50 Stunden wurden anfangs von der Kasse bezahlt) teilnimmt, hat sie in den bisherigen zwei Jahren noch kaum von ihren wirklichen Problemen, vor allem den religiösen gesprochen.

Der Vater scheint ein sehr engagierter Diener Gottes zu sein, und es war ihm wohl gelungen, seine Tochter absolut zu identifizieren mit dem Dienst an der Kirche und der Gemeinde. Sie war jahrelang überaktiv im Gemeindeleben, erhielt aber kaum Lob dafür. Die Mutter stammt aus einer strengen katholischen Gemeinde und tat alles, um dem Pastor den Rücken freizuhalten. Dies scheint fast das Hauptziel des Familienlebens.

Die Pubertät war entsprechend unglücklich und verkrampft, wegen der beginnenden Selbstbefriedigung in tiefe Schuldgefühle getaucht.

Aber es gibt bei einem Erstkontakt noch viel mehr zu beachten und zu entdecken. Im „Bericht an den Gutachter“ wird dezidiert nach Erscheinungsbild und Auftreten des Patienten gefragt. Der Gutachter möchte gern in ein paar Zeilen ein lebendiges Bild vom Patienten bekommen.

Eine Therapeutin berichtet:

Beim Erstkontakt achte ich sehr genau darauf, wie der Pat. sich gibt: Händedruck, Betätigen der falschen Klingel, bleibt er vor dem Gartentor stehen und kommt nicht wie vereinbart ins Haus (einer hat z.B. am verschlossenen großen Auto-Tor gerüttelt), hat er Blickkontakt mit dem vorangegangen Pat., auf wel-

chen Stuhl möchte er sich setzen, wie sitzt er mir gegenüber? Ist das Handy abgestellt oder muss ich darauf hinweisen etc.

6.5 Auslösende Situationen

Häufige Auslöser, die zum Aufsuchen eines Therapeuten führen:

- Aktuelle Trennungen oder Verluste,
- akute Beziehungsbedrohungen (z.B. Familienstreits, Mobbing),
- plötzliche Bedrohung der sozialen Existenz (z.B. Kündigung des Arbeitsplatzes, Arbeitslosigkeit),
- plötzliche Bedrohung der persönlichen Grenzen und Integrität (z.B. Vergewaltigung und andere Gewalterfahrungen),
- Prüfungsängste/Prüfungsversagen,
- Kränkungserlebnisse und Diagnosen schwerer Krankheiten, die nicht kompensiert/verarbeitet werden können,
- nachhaltige Veränderungen (z.B. Älterwerden, Leistungsabfall), die bis dahin verleugnet werden konnten
- massive Selbstwertzweifel.

Lektüre: Fallbeispiel „Die kleine Seejungfrau" aus Reimer/Rüger (2006) unter *geraldmackenthun.de/Diagnostik*

Die Gründe, eine Therapie aufzusuchen, müssen keineswegs plötzlich und spontan auftreten. Oftmals quälen sich Menschen lange Zeit mit Problemen, doch schaffen sie es aus unterschiedlichen Gründen nicht, sich Hilfe zu holen. Statt aktueller Auslöser findet man dann eine schleichende Entwicklung ohne konkreten Zeitpunkt eines Beginns. Oder die Gründe liegen in Kindheit und Pubertät, in früheren ungünstigen Lebensumständen, in unempathischen Eltern, deren Folgen man jahrelang mit sich herumträgt.

Meine Erfahrung ist, dass vom Patienten im Erstgespräch oftmals keine symptomauslösenden Situationen benannt werden können. Nach der zeitlichen Koinzidenz von Ereignissen und Symptomen sollte gefragt werden, doch ist eine solche oftmals nicht gegeben. Wenn zwei Ereignisse zeitlich eng beisammen liegen, so handelt es sich zunächst nur um eine Koinzidenz und nicht um eine Kausalität. Nur in seltenen Fällen folgt das eine aus dem anderen. Trotzdem sollte immer probeweise nach zeitlichen Zusammenhängen geforscht werden. Die symptomauslösenden Situationen können, von außen betrachtet, geringfügige Anlässe sein. Sie können auch nicht real sein, beispielsweise wenn der Patient glaubt, dass andere schlecht über ihn reden.

Tiefenpsychologie und Analyse entfaltet ihre Wirksamkeit besonders gut bei Patienten, die weniger an den äußeren Umständen (z. B. beruflichen Konflikten) oder an vordergründigen Symptomen und stattdessen stark an sich selbst und ihren immer wiederkehrenden Mustern in vielen Lebensbereichen leiden. Bei diesen Patienten stellt sich keine rechte Lebenszufriedenheit ein, weil sie sich selbst und ihre eigenen verfestigten Muster ihnen im Weg stehen. Zur Krankheitsentstehung bedarf es bei diesen Patienten nicht zwingend eines Auslösers, da ihre eingeengten Erlebnis- und Verhaltensweisen an sich schon krankheitswertig sind. Wenn das ganze Leben und fast alle Lebensbereiche eines Patienten so durch immer wiederkehrende, gleiche, neurotische Muster gekennzeichnet sind, dass wichtige Entwicklungsaufgaben nicht bewältigt werden können (z. B. befriedigender Beruf, Partnerschaft, Familie/Nachwuchs etc.) und der Patient darunter leidet, ist die psychodynamische Indikation besonders gegeben.

6.6 Sozialanamnese

Nach den Spontanangaben und der Symptomatik beschäftigt man sich in der Probatorik sinnvollerweise mit der Betrachtung der gegenwärtigen Lebenswelt des Patienten. Ohne eine realistische Klärung der aktuellen Situation sind eine weitere Behandlung und eine Zukunftsplanung nicht möglich (Reimer/Rüger 2006, S. 18).

Hier einige Stichworte zur biographischen Anamnese unter tiefenpsychologischem Aspekt nach Dührssen (1997):

- Erhalt von grundlegenden Informationen mithilfe eines durch Fragen strukturierten Interviews.
- Ziel ist, ein differenziertes Bild von der biographischen und aktuellen Lebenssituation und von den neurotischen Symptomen des Patienten im Sinne eines Gesamtbildes (der Gegenwartskonflikt und seine Vorgeschichte) zu erhalten.

- Diese Form der Anamneseerhebung hat eine vorwiegend diagnostische Funktion; darüber hinaus aber auch eine psychodynamische, hypothesenformulierende.
- Der Therapeut ist also relativ aktiv, indem er fragend strukturiert, beachtet aber aufmerksam nicht nur die Art der Antworten, sondern auch Verhalten, Emotion und Kommunikation, also interpersonelle Aspekte, die sich während des oder der Gespräche ergeben.

Die zu beachtenden Punkte eines Erstgesprächs / einer Anamnese gleichen sich. Die OPD-2-Autoren schlagen folgende Punkte vor:

- Schilderung der Symptomatik
- Biographischer Ablauf (grob)
- Selbsterleben in Kindheit, Jugend, Familie und Beruf
- Objekterleben (Mutter, Vater, Beziehung der Eltern etc.)
- Therapiemotivation, Behandlungsvoraussetzungen, Einsichtsfähigkeit
- Probedeutungen

Zur Sozialanamnese gehören meines Erachtens folgende Fragen:

- Geschwister und Stellung in der Geschwisterreihe (Einzelkind / Geschwister: Geschlecht, Name, Geburtsjahr)?
- Familiensituation (soziale Schicht, unter welchen Bedingungen aufgewachsen)
- Familiengeschichte (Umzüge, Todesfälle etc.)
- Mutter (Vorname, Geburtsjahr, Beruf, evtl. Todesjahr / Todesursache)
- Wie haben Sie Ihre Mutter erlebt?
- Vater (Vorname, Geburtsjahr, Beruf, evtl. Todesjahr / Todesursache)
- Wie haben Sie Ihren Vater erlebt?
- Wie empfanden sie als Kind die Ehe der Eltern?
- Mit wem haben Sie sich identifiziert und warum?
- Erste Kindheitserinnerung
- Wurde jemand vorgezogen? (aus Ihrer Sicht)
- Wie war der Erziehungsstil? (Gab es Schläge, wurden Sie verwöhnt, vernachlässigt usw.):

- Wie war die „Familienatmosphäre“? (z.B. weltoffen, abgeschottet, fromm, fröhlich usw.)
- Gab es sonstige wichtige Beziehungspersonen?
- Religionszugehörigkeit während der Kindheit und heute
- Sind Sie gerne zur Schule gegangen? Lieblingsfächer? Lernverhalten, Schulleistungen:
- Beziehung zu Schulfreunden?
- Stellung in der Schulklasse?
- Schulabschluss?
- Wie haben Sie die Pubertät erlebt?
- Erste/r Freund/Freundin?
- Erste sexuelle Erfahrung?
- Frühe Vorbilder
- Hatten Sie Freunde, Gruppe/Clique? Eher Einzelgänger, einsam?
- Kinder (Geschlecht, Alter)
- Besonderheiten?
- Wie sind Ihre Erfahrungen mit Partnern?
- Ehe/n oder Partnerschaft/en (Name, Beruf, Geburtsjahr)?
- Leben Sie zusammen? Wie lange schon?
- Wie erleben Sie ihren Partner? Welche Eigenschaften hat er?
- Wie schätzen Sie Ihre Partnerschaft ein?
- Wie geht die Sexualität?
- Frühe Berufswünsche (in der Kindheit) und was daraus wurde
- Gelernter Beruf / Ausgeübter Beruf
- Berufswechsel?
- Zufriedenheit im Beruf
- Kontakt zu Kollegen

6.7 Krankheitsanamnese

Neben der biographischen Anamnese kann und soll auch die körperliche Krankengeschichte eruiert werden.

- Größere Krankheiten in der Kindheit
- „Kinderfehler“ (Bettnässen, Nägelkauen, Stottern u.ä.)
- Weitere größeren Krankheiten (außer Kinderkrankheiten)
- Haben Sie schon einmal an einer Psychotherapie teilgenommen? Wenn ja, wann, bei wem, wie lange und wer hat bezahlt?
- Rentenantrag gestellt? Wann, bei wem - und wie ist der Stand?
- Nehmen Sie Medikamente? Falls ja, welche, in welcher Dosierung, wann am Tag und warum?
- Alkohol? / Wie viel? Rauchen? / Wie viel? Drogen? / Was und wie viel?

Material: Muster *Fragebogen zur Lebensgeschichte.rtf*. Dieser orientiert sich am vorgegebenen Ablauf eines Berichts an einen Gutachter zur Bewilligung einer Psychotherapie.

6.7.1 Nachfragen von Seiten des Therapeuten

Sodann sollte sich der Therapeut durch gezieltes Fragen einen genaueren Eindruck von den Lebensverhältnissen des Patienten machen. Mit konkreten Nachfragen vervollständigt man den Überblick über

- die aktuelle Lebenssituation,
- die wichtigsten biographischen Stationen,
- die aktuellen Konflikte,
- die aktuellen Störungen und Belastungen,
- die auslösenden Situationen für die gegenwärtige Störung,
- die Beziehungen zu wichtigen frühen Bezugspersonen,
- und wenn noch Zeit und Gelegenheit ist, können Werthaltungen, Normen und Reaktionsschemata des Patienten ermittelt werden.

Ein anderes grobes Schema folgt dem Dreisatz von Alfred Adler (Arbeit, Liebe, Gemeinschaft), ergänzt um die Bereiche Kultur, Individuation und Körper:

- Arbeit: Hat der Patient einen Beruf oder ist er arbeitslos? Wie ist er in diesem Bereich verankert? Hatte er Misserfolge? Wie kommt er mit Vorgesetzten und mit Kollegen zurechtkommt? Der Beruf ist das Rückgrat eines Menschen, er gibt Halt.
- Liebe: Lebt er in einer Partnerschaft oder Ehe? Wie zufrieden ist er damit? Wie geht die Sexualität? Oder lebt er allein? Wie kommt er mit der Einsamkeit zurecht? Hat er Kinder?
- Gemeinschaft und weitere Beziehungen: Freundschaften, Beziehungen zu Frauen und Männern? Hat er noch Eltern und Schwiegereltern? Hat er noch Kontakt? Wie geht es mit ihnen? Nimmt er Anteil am gesellschaftlichen Leben?
- Kultur: Besteht Interesse an Kultur? Liest er? Wie groß ist sein kultureller Horizont?
- Individuation: Hat er eine Vorstellung davon, wohin er sich entwickeln könnte? Wo steht er in fünf Jahren? Hat er eine Idee, wie er dahinkommt? Hat er eine realistische Einschätzung von seinem Können und seinen Defiziten? Welche ernsthaften Interessen hat er?
- Leiblichkeit: Essen, Trinken, Schlafen, Sport, Hobbys, Alkohol, Rauchen, Drogen, Medikamente, Vorerkrankungen, Körperpflege und Selbstachtsamkeit?

Man könnte auch von den „sechs Säulen“ des Lebens sprechen. Bei vielen Patienten fehlen gleich mehrere dieser Stützen. Oftmals beruht ihr prekäres Leben nur noch auf dem Beruf, während alles andere brachliegt. Für die Prognose ist das nicht günstig.

Natürlich sind noch viele weitere Themen möglich, je nachdem, wer vor einem sitzt. Erwähnt sei nur die Frage nach früheren Psychotherapieerfahrungen. Je nach Antwort kann der Therapeut abschätzen, wo eventuell Schwierigkeiten im Therapeuten-Patienten-Verhältnis entstehen können.

Schon das Erstgespräch sollte emotional begleitet werden durch kleine Zeichen des Verständnisses und der Anteilnahme. Noch aber geht es nur darum, einen ersten, oberflächlichen Eindruck zu bekommen.

Am Ende des ersten Treffens sollte man fragen, wie sich der Analysand gefühlt hat. Meist kommt die Antwort: Zuerst war man aufgeregt, dann ging es. Manche fanden es angenehm, dann darf man annehmen, dass die Therapie gut verlaufen kann. Wenn einer Kritisches sagt, dann kann man dazu auffordern, es in einer zweiten Sitzung noch einmal zu probieren. Wenn dann noch kein gutes Gefühl entsteht, kann man auf andere Therapeuten verweisen, bei denen es der Pat. versuchen soll. Bei gutem Feedback ist das Beziehungsbündnis erst einmal besiegelt.

Weitere Lektüre: Leichsenring 2006, S. 6ff.

6.7.2 Beispiel Fragetechnik

Die Fragetechnik sollte mit offenen Fragen beginnen und im Laufe des Gesprächs wenn nötig immer konkreter werden. Im Kontext der biographischen Anamnese könnte das so lauten (Arbeitskreis OPD-2, S. 291):

Beispiel 3: Fragetechnik im Erstgespräch

> *„Können Sie mir bitte schildern, wie Sie aufgewachsen sind, wie es Ihnen in Ihrer Kindheit ergangen ist?“*

Im Weiteren kann es dann nötig werden, genauer zu fokussieren:

> *„Erläutern Sie mir bitte an einem Beispiel, wie die Beziehung zu Ihrem Vater war, als Sie noch ein Kind waren.“*

Und u. U. noch genauer, um die reale Situation des Kindes zu klären:

> *„Hat Ihr Vater Sie jemals mit Gegenständen, einem Gürtel, Stock oder Ähnlichem geschlagen?“*

6.8 Psychopathologischer Befund

Der psychopathologische Befund umfasst die psychiatrisch relevanten Anteile der Persönlichkeit. In ihm werden die Ergebnisse einer systematischen psychiatrischen Untersuchung zusammengefasst. Er besteht hauptsächlich aus einer standardisierten Auflistung störungsrelevanter psychiatrisch relevanter Symptome, zum Beispiel Wahn, Depressivität, Gedächtnisstörungen oder Bewusstseinslage. Er dient der schnellen Information darüber, was der Arzt oder Psychologe herausgefunden hat über

- Bewusstseinsqualität
- Aufmerksamkeit und Konzentration

- Gedächtnis
- Orientierung (Person, Zeit, Ort)
- Wahrnehmung
- Denken
- Affektivität, Emotion, Gefühl, Schwingungsfähigkeit
- Antrieb

Wenn die Bewusstseinslage der Patientin oder ihre kognitiven Fähigkeiten zu wünschen übrig lassen, muss es hier beschrieben werden, denn das wird voraussichtlich die Therapie erschweren. Der erfahrene Therapeut erkennt sehr schnell psychiatrische Ausschlussgründe für eine Therapie. Patienten, die schwere psychiatrische Symptome zeigen, sollten in Kliniken und nicht von einem niedergelassenen Psychotherapeuten behandelt werden.

Sofern keine schwerwiegenden psychiatrischen Störungen bestehen, kann man diesen Punkt im Bericht an den Gutachter mit einem Textbaustein abtun. Dieser könnte in etwa lauten:

Beispiel 4: Beispielformulierung zum psychischen Befund

Ihre Introspektionsfähigkeit wirkt ausreichend, ihr Leidensdruck ist spürbar, ihre Motivation hoch. Die Patientin ist wach und allseitig orientiert. Es bestehen keine Hinweise auf mnestische Defizite, qualitative und quantitative Wahrnehmungsveränderungen sowie inhaltliche Denkstörungen. Der Affekt ist deutlich depressiv, der Antrieb mäßig vermindert. Es besteht ein weitgehender Verlust von Lebensfreude. Zum Zeitpunkt der Exploration gibt es keinen Anhalt für Suizidalität.

Oder aus einem anderen Bericht:

Die Pat. ist wach, allseitig orientiert und bewusstseinsklar. Es gibt keinen Anhalt für formale und inhaltliche Denkstörungen. Die Pat. ist affektiv schwingungsfähig. Das intellektuelle Leistungsniveau liegt dem klinischen Eindruck nach im obersten Normbereich. Es lassen sich keine Anzeichen für Gedächtnisstörungen finden. Krankheitsverständnis, Krankheitseinsicht, Introspektions- und Reflektionsfähigkeit sind gegeben.

Der psychische Befund enthält noch einen wichtigen Baustein, der nicht übersehen werden darf: die *Suizidalität* (siehe Kapitel 9.5.8). Diese muss – wenn vorhanden – unbedingt erwähnt und in ihrer Schwere und Bedenklichkeit eingeschätzt werden.

Beispiel aus Leichsenring (2006, S. 19) für einen psychopathologischen Befund:

> *Die Patientin ist wach, bewusstseinsklar und zu allen Qualitäten orientiert. Aufmerksamkeit und Konzentrationsfähigkeit sind leicht eingeschränkt, so kann die Patientin nur schwer einem langen Spielfilm folgen; das Gedächtnis ist ungestört. Es findet sich kein Anhalt für halluzinatorisches oder paranoides Erleben, das Denken ist etwas verlangsamt und auf pessimistische Zukunftsvorstellungen eingeengt. Der Affekt ist deutlich depressiv, der Antrieb mäßig vermindert. Es besteht ein weitgehender Verlust von Lebensfreude und Zukunftsperspektive. Suizidalität ist nicht vorhanden.*

6.9 Freie Assoziation / Grundregel

In der Psychotherapie gilt eine offen ausgesprochene oder stillschweigende Vereinbarung: Offenheit gegen Vertraulichkeit. Der Patient soll sich möglichst nicht selbst hemmen in dem, was er zu erzählen hat. Die Regel der freien Assoziation stammt von Sigmund Freud. Er schrieb:

> *Ihre Erzählung soll sich doch in einem Punkte von einer gewöhnlichen Konversation unterscheiden. Während Sie sonst mit Recht versuchen, in Ihrer Darstellung den Faden des Zusammenhanges festzuhalten, und alle störenden Einfälle und Nebengedanken abweisen, um nicht, wie man sagt, aus dem Hundertsten ins Tausendste zu kommen, sollen Sie hier anders vorgehen. Sie werden beobachten, dass Ihnen während ihrer Erzählung verschiedene Gedanken kommen, welche Sie mit gewissen kritischen Einwendungen zurückweisen möchten. Sie werden versucht sein, sich zu sagen: Dies oder jenes gehört nicht hier her, oder es ist ganz unwichtig, oder es ist unsinnig, man braucht es darum nicht zu sagen. Geben Sie dieser Kritik niemals nach und sagen Sie es trotzdem, ja gerade darum, weil Sie eine Abneigung dagegen verspüren. Den Grund für diese Vorschrift - eigentlich die einzige, die Sie befolgen sollen - werden Sie später erfahren und einsehen lernen: Sagen Sie also alles, was Ihnen durch den Sinn geht. Benehmen Sie sich so, wie zum Beispiel ein Reisender, der am Fenster-*

platze des Eisenbahnwagens sitzt und dem im Inneren Untergebrachten beschreibt, wie sich vor seinen Blicken die Aussicht verändert. (Freud 1913/2000, S. 195f.)

Es ist nicht nötig, die Grundregel gleich zu Beginn zu erwähnen. Doch wenn der Patient stockt, kann man ihm die Regel erläutern und ihn bitten, sich daran zu halten. Man kann die Grundregel auch in einer Therapievereinbarung erwähnen. Weil dem Patienten seine Widerstände nur in Teilen bewusst sind, kann der Therapeut im Grunde nicht darauf vertrauen, dass sein Klient sich an die psychotherapeutische Grundregel der Wahrhaftigkeit halten wird. Sie muss gefordert werden, doch darf der Analytiker nicht auf die fraglose Mithilfe des Patienten rechnen. Wenn er der Grundregel nicht voll folgen kann, macht das nichts. Die Umgehung der Aufrichtigkeit ist kein böser Wille, sondern Unvermögen. Der Therapeut wird entsprechend tolerant damit umgehen.

Zweck der freien Assoziation ist, in den latenten Gedankenfluss hineinzukommen. Nicht wenige Patienten haben noch nie vom „inneren Monolog" gehört. Und doch ist er der wichtigste Zugang zum Unbewussten. Freud nannte die Traumdeutung den „Königsweg zum Unbewussten". Tatsächlich aber ist es die freie Assoziation. Schon allein die Ruhe der Konstellation (Setting) regt zum Nachsinnen an, es treten einige Feinheiten mehr hervor, Zwischengedanken treten auf und werden nicht so blitzartig unterdrückt wie sonst in der Wirklichkeit. Das Ruhen auf einer Couch kann diesen Prozess unterstützen.

Bei genauerer Betrachtung erweist sich die freie Assoziation als nicht ganz so frei. Der geschulte Therapeut sucht nämlich bereits im Erzählstrom nach biographisch relevanten Hinweisen. Diese Suche ist geprägt durch die schulenspezifische Ausbildung und die Lebenserfahrung.

6.10 Strukturierte Fragebögen

Ein Patient kann bereits in der diagnostischen Phase unter verschiedenen Blickwinkeln betrachtet werden, die jeweils einzelne Aspekte hervorheben und hervortreten lassen. Es gibt kein Standardverfahren des diagnostischen Gesprächs, da jeder Patient sich anders darstellt und jede heilkundliche Institution aufgrund ihrer je eigenen Erfahrungen unterschiedliche Routinen entwickelt. Es gibt allerdings ausgefeilte Systematisierungen von Experten, die besonders für den Anfänger hilfreich sind, weil sie sich gesprächsweise an ihnen entlangbewegen können. Historisch gesehen haben sich unterschiedliche diagnostische Vorgehensweisen in der Tiefenpsychologie entwickelt (Wöller/Kruse 2010, S. 56f.). Drei werden im Folgenden kurz vorgestellt.

6.10.1 Operationalisierte Psychodynamische Diagnostik (OPD)

Die Operationalisierte Psychodynamische Diagnostik (OPD) basiert auf einer modernen psychoanalytischen Diagnostik. Das OPD-Interview integriert auf Basis eines strukturellen Interviews die biografische Anamnese und eine psychiatrische Exploration. Wöller/Kruse meinen, dass OPD für die tiefenpsychologisch fundierte Psychotherapie besonders geeignet sei (Arbeitskreis OPD 2014 und 2015).

Die OPD erfasst

- die Symptomatik,
- die aktuelle Lebenssituation,
- die Beziehungserfahrungen des Patienten,
- die aktuellen Übertragungs- und Gegenübertragungsgefühle,
- die Exploration der Erwartungen, Befürchtungen und Wünsche des Patienten,
- die biografische Anamnese (Herkunftsfamilie, eigene Familie, Arbeits- und Berufswelt),
- eine erste Einordnung und Bewertung der Symptomatik und
- die Prognose (von OPD „Probedeutungen" genannt).

Die Diagnosestellung anhand der ICD ist ein Unterpunkt in der OPD. Die OPD arbeitet mit fünf sogenannten Achsen, deren Operationalisierung mir persönlich umständlich und unübersichtlich vorkommt. Diese Achsen berücksichtigen all jene Punkte, die auch von anderen Autoren berücksichtig werden:

1. Krankheitserleben und Behandlungsvoraussetzungen
2. Beziehung
3. Konflikt
4. Ich-Struktur
5. psychische und psychosomatische Störungen anhand von ICD-10.

Die OPD muss in Seminaren (insgesamt 60 Stunden) gelernt werden. Es ist nicht möglich, allein aus dem OPD-2-Buch heraus eine Diagnose zu stellen. Unklar muss deshalb einstweilen bleiben, wie der umfangreiche Fragenkatalog (26 Seiten) in den OPD-2-Erhebungsbogen (9 Seiten, siehe Arbeitskreis OPD, 2. Auflage, S. 468ff.) übertragen wird.

Psychotherapeuten behelfen sich, indem sie Teile aus der OPD für ihre Berichte verwenden (Arbeitskreis OPD, 2. Auflage, S. 363). Häufig werden OPD-Konflikte erwähnt (meist der Autonomie/Individuation-Abhängigkeitskonflikt). Das hat etwas Schematisches und Beliebiges an sich, ohne inhaltlich plausibel ausgeführt zu sein. Ähnlich häufig wird das Strukturniveau im Sinne der OPD benannt, meist im Zusammenhang mit der Einschätzung der Störungsschwere. In Fortführungsanträgen findet die Struktur-Diagnose Erwähnung, um Fortschritte in der Stabilisierung zu benennen.

OPD scheint insgesamt ein reichlich umständliches Instrument zu sein, dessen Anwendung viel Zeit verschlingt, aber es ist fraglich, ob es bessere Ergebnisse bringt als andere eingesetzte Routinen der Behandler. Die Gutachter hätten aber zunehmend Interesse an der OPD und würden sich mit ihr vertraut machen (Arbeitskreis OPD, 2. Auflage, S. 364). Die Vermittlung der OPD ist somit aus der Psychotherapeutenausbildung nicht mehr wegzudenken.

Kritiker der OPD sagen, dieses System werde der Komplexität des psychischen Geschehens nicht ausreichend gerecht. Das „Unbewusste“ lasse sich weder mathematisch berechnen noch aus logischen oder theoretischen Kategorien ableiten. Es sei nur begrenzt operationalisierbar. Die unbewusste Dynamik trete erst im Verlauf des therapeutischen Dialogs nach und nach zutage. In diesem Verstehensprozess spielt das Unbewusste der Therapeuten eine wesentliche Rolle. All dies bilde die OPD nicht ab.

Ferner: Die unbewussten Konflikte werden durch den Zwang zur Typisierung entstellt. Die OPD-Konfliktbeschreibungen seien nur begrenzt geeignet, die den Konflikten zu Grunde liegenden Motive usw. ausreichend zu beschreiben.

Laut Boessmann/Remmers (2016, S. 126) leistet die OPD aber bei der Strukturdiagnostik gute Dienste. Die Bestimmung des Strukturniveaus sei praktikabel.

„Es sind aber keine Studien bekannt, die eine höhere Wirksamkeit von Psychotherapie aufgrund der Anwendung der OPD nachgewiesen hätten. Das Fehlen solcher Nachweise spreche nicht gegen die Verwendung der OPD bei der Diagnostik und

Therapieplanung. Doch der Anspruch, die OPD als maßgebliches oder gar verbindliches Instrument der Diagnostik … sowie Therapieplanung … zu verankern, ist durch die empirische Forschung nicht gedeckt." (Boessmann/Remmers, 2016, S. 127)

Material: Einen vierseitigen Überblick über das OPD-2-Buch (2. Auflage 2006) einschließlich einer Beschreibung der fünf „Achsen" unter *geraldmackenthun.de/Diagnostik*.

6.10.2 Stipo

Mit dem „Strukturierten Interview zur Persönlichkeitsorganisation" (Stipo) liegt ein halbstrukturiertes klinisches Interview vor, welches den Beurteilungsprozess vereinfachen soll (Clarkin et al. 2004). Die vorgegebenen Fragen und die vorgegebenen Nachfragen (!) untersuchen die Persönlichkeitsorganisation anhand von 100 Items auf sieben Skalen:

1. Identität
2. Objektbeziehungen
3. Primitive Abwehr
4. Coping und Rigidität
5. Aggression
6. Moralische Werte
7. Realitätsprüfung.

Sechs dieser Dimensionen sind zentrale Dimensionen nach Kernbergs Modell der Persönlichkeitsorganisation. Die Dimension „Coping und Rigidität" wurde hinzugefügt, um zwischen normaler und neurotischer Persönlichkeitsorganisation zu differenzieren.

Zu jedem Item sind mehrere Fragen vorgesehen, die wörtlich vorgelesen werden sollen. Wenn die Antworten nicht eindeutig ausfallen, ist der Interviewer angehalten, selbst weiter nachzufragen, bis das Item eingeschätzt werden kann. Abschließend werden die sieben Dimensionen „geratet", also mit einer Ziffer bewertet, die auf einer Skala zwischen psychischer Gesundheit und schwerer Persönlichkeitspathologie liegt.

Stipo taucht an dieser Stelle des Buches als diagnostisches Element auf. Man könnte diesen Fragebogen ebenso zu den Tests packen und dort erläutern.

Die Stipo-Autoren schreiben selbst, dass ihr Instrument nicht an die subtilen Frage- und Gesprächstechniken eines erfahrenen Therapeuten heranreichen. Die Autoren glauben aber, dieses Manko mit genaueren psychometrischen Ergebnissen wettmachen zu können. Ich bin skeptisch. Auch die Anwendung des Stipo-Instruments muss in Kursen gelernt werden.

Stipo scheint überdimensioniert zu sein. Das Interview fragt stur ab, auch das, was eventuell für die Diagnostik und die Diagnose irrelevant ist. Man muss sich durch 100 Items mit jeweils mehreren Fragen hindurcharbeiten. Der erfahrene Therapeut wird meines Erachtens wesentlich schneller und zielgenauer auf die problematischen Punkte des vor ihm sitzenden Patienten stoßen. Gerade unter dem Aspekt des flotten Berichteschreibens wäre eine verschlankte und fokusorientierte diagnostische und biographische Erhebung nötig. Es ist nicht nötig, sämtliche Belastungen und Traumen eines Patienten aufzulisten, um seine aktuelle Problematik im Lichte früherer Ereignisse zu erklären.

Material: Die 100-Item-Version steht in deutscher Sprache zum Download zur Verfügung: *http://www.meduniwien.ac.at/hp/fileadmin/psychoanalyse/pdf/STIPO-D.pdf.* – Einen kurzen Überblick über Stipo im Internet unter *geraldmackenthun.de/Diagnostik*.

6.10.3 Fragebogen zur Lebensgeschichte

Geschult an Alfred Adler und orientiert an der Systematik des Berichts an den Gutachter habe ich einen eigenen Fragebogen entwickelt, den „Fragebogen zur Lebensgeschichte". Es handelt sich um ein strukturiertes Befragen, welches den Punkten „Spontanangaben", „Sozialanamnese" und „Krankheitsanamnese" des vorgegebenen Musters zum Berichteschreiben folgt.

Material: Fragebogen (4 DIN A4-Seiten) steht zum Downloaden und Anpassen an die eigenen Bedürfnisse zur Verfügung unter *geraldmackenthun.de/diagnostik*.

6.10.4 Genogrammarbeit

In der Genogrammarbeit werden Beziehungsmuster und familiäre Charakteristika anhand von grafischen Zeichen symbolisch dargestellt. Diese piktografische Darstellungsweise ermöglicht das Visualisieren und Analysieren von familiären Beziehungsmustern über mehrere Generationen hinweg. Das Genogramm als grafisches Hilfsmittel dient somit einer effizienten Veranschaulichung des sozialen und familiären

Hintergrundes eines Menschen und hat sich in der biografischen Arbeit bewährt. Bei Patienten bietet sich die Erarbeitung des Genogramms in der Diagnostikphase der therapeutischen Arbeit als rasche und effiziente Methode zur Datenerhebung und ersten Klärungsarbeit an (Brüderl, Riessen, Zens, 2015, S. 28f.). Genogrammarbeit muss gelernt werden, u.a. weil mit speziellen Symbolen gearbeitet wird. Für das Erstellen eines familiären Genogramms werden zwei (Therapie-)Stunden veranschlagt.

Weitere Literatur: Brüderl, Riessen, Zens, 2015, S. 28-38

Die Autorinnen Brüderl, Riessen & Zens haben 2015 eine Reihe von Fragen zum familiären Beziehungsgeflecht zusammengestellt, die über die nackten biographischen Daten hinausgehen. Für Erstgespräch und Anamnese scheinen sie zu weitreichend, aber im weiteren Verlauf können sich Therapeuten anregen lassen.

Tabelle 2: Fragen zum familiären Beziehungsgeflecht

- Was weiß ich über meine Familie? Welche bedeutsamen Familieninformationen sind mir präsent? Wo habe ich Wissenslücken? Gibt es Familienzweige, über die ich sehr wenig weiß? Warum ist das so?
- Wem bin ich ähnlich? Verbinden mich Eigenschaften mit Familienmitgliedern? Wie unterscheide ich mich?
- Wie lassen sich die wichtigsten Beziehungen charakterisieren? Welche Paarbeziehungen habe ich erlebt? Prägen diese meine eigene Beziehungsgestaltung?
- Welche Position hatte ich in der Geschwisterkonstellation und wie beeinflusste mich dies?
- Wie gingen wichtige Familienmitglieder mit Stärken und Schwächen um? Hat mich das geprägt?
- Welche Lebenserfahrungen waren für die wichtigsten Familienmitglieder prägend? Was waren die wichtigsten Lebensereignisse in den Generationen? Wirkten diese generationsübergreifend?
- Lassen sich Wiederholungen bzw. generationsübergreifende Parallelen erkennen?
- Wie ging man in den Familien mit Gefühlen, Schicksalsschlägen, Verlusten, Krankheiten um? Welche Rituale gab es? Wie wurden besondere Anlässe gefeiert (Geburtstage, Festtage, Erfolge)?

- Welche Verlusterfahrungen habe ich gemacht? Wie wirken diese Erfahrungen heute noch in mir nach?
- Wie sah die Freizeitgestaltung aus? Wie ging man mit Genuss und Vergnügen bzw. Pflichten und Belastungen um?
- Wie sahen die familiären Rollenverteilungen aus? Gab es »Beziehungsarbeiter«, Kranke, Pflegende, Erfolgreiche, Versager, Herzliche, Kühle, Außenseiter, Gütige, Strenge, Antreiber, Entwerter, Ermutiger, Unterstützer etc. in meiner Familie? Gab es typische Rollenmuster? Beeinflussen diese mein eigenes Rollenverständnis?
- Gab es generationsübergreifende Familienaufträge oder Botschaften?
- Gab es Tabuthemen oder Familiengeheimnisse?
- Welche Resilienzfaktoren gab es in meiner Familie? Was gab den Familienmitgliedern Hoffnung und Kraft (Humor, Loyalität, menschliche Wärme, Glaube, Zusammenhalt etc.)? Was stärkte die Widerstandskraft in der Familie?
- Zu welchen Ressourcen gab es Zugang? Welche Ressourcen konnte ich in dieser Familie entwickeln?
- Was sind die wichtigsten positiven und negativen Einflüsse meiner Familie auf die eigene Entwicklung?
- Gibt es Familienmitglieder, die Vorbildfunktion haben, oder andere, die als die „schwarzen Schafe" der Familie gelten?
- Gibt es Legenden oder Mythen über einzelne Familienmitglieder, die man sich in der Familie überliefert?

Quelle: Brüderl, Riessen, Zens, 2015, S. 38

6.10.5 Tests und Fragebögen

Besonders bei Kindertherapien werden in größerem Umfang Tests eingesetzt, beispielsweise „Familie in Tieren" oder Intelligenztests.

In den psychodynamischen Verfahren hält man schriftliche Tests für eher hinderlich. Sie bedeuten oft eine Störung des Gesprächs. Andererseits können sie das diagnostische Gespräch ergänzen. Hier ein paar Beispiele:

- Das ICD-10-Symptom-Ranking (ISR) gibt in einem simplen Selbstauskunfsbogen mit wenigen Items rasch und präzise Auskunft über die Schwere einer depressiven, ängstlichen, zwanghaften und psychosomatischen (hypochondrischen) Störung. Er soll mehrfach eingesetzt werden, so dass sich eine Verlaufskurve ergibt.
- Der Fragebogen „Selbsteinschätzung struktureller Kompetenzen" (SSK), entwickelt von Gerd Rudolf (2011), enthält 24 Selbsteinschätzungsitems. 21 von ihnen korrelieren stark mit Strukturdefiziten. Der SSK kann bei eher strukturgestörten Patienten zum Beispiel zu Beginn und zum Ende einer Therapie eingesetzt werden, um einen Vorher-Hinterher-Vergleich zu erhalten.
- Es bieten sich an (bei fraglicher Depression) das Beck-Depressions-Inventar (BDI) zur Abschätzung der Schwere einer Depression.
- Das Instrument zur stressbezogenen Tätigkeitsanalyse (ISTA) ist ein Mittel, das in den 1980er Jahren zur Analyse von Stress am Arbeitsplatz entwickelt wurde. Entwickelt wurde das Verfahren auf der Grundlage der transaktionalen Stresstheorie von Lazarus und der Handlungsregulationstheorie. Es identifiziert förderliche und hinderliche Faktoren für Wohlbefinden sowie Gesundheit und klärt Zusammenhänge zwischen Ressourcen und Stressoren (http://blog.psybel.de/stichwort/ista/
- Ich selbst habe einen Selbstauskunftsfragebogen „Wie geht es Ihnen" entwickelt, den ich alle halbe Jahre ausgebe. Auch hier entsteht im Laufe der Zeit eine Verlaufskurve.

Material: Lizenzfreie Testverfahren bei http://www.sabineschaefer.com/90.html (angeklickt am 19. April 2018). – Mein an Alfred Adler angelehnter Selbstauskunftsbogen „Wie geht es Ihnen?" (1 und 2) ist unter *geraldmackenthun.de/diagnostik* einsehbar, ebenso ein Artikel des Deutschen Ärzteblattes zum Thema „Testverfahren im Überblick" (Heft 8, August 2014) (4 Seiten).

6.11 Deutungen

Um der Vielzahl der Störungsbilder und störungsspezifischen Gegebenheiten gerecht werden zu können, benötigt man ein breites therapeutisches Instrumentarium. Neben den Interventionen im engeren Sinne wie Klassifikation, Konfrontation und Deutung kommen noch zahlreiche weitere Interventionen zur Anwendung: Suggestion, direkte Beeinflussung, Ratschläge, Empfehlungen usw. In den ersten Jahrzehnten der Psychoanalyse stand das Prinzip „Deutung" an erster Stelle. Seitdem vollzog sich ein bedeutsamer Wandel der Behandlungstechnik, die die frühe Behandlungstechnik der Psychoanalyse teilweise bis zur Unkenntlichkeit verändert hat. Vor allem rückte das Prinzip „Beziehung“ gleichrangig neben die Deutung.

Beim Deuten geht es darum, das manifeste Erleben und Verhalten des Patienten mit seinen unbewussten (mutmaßlichen) Motiven, Wünschen und Gefühlen in Zusammenhang zu bringen. Im therapeutischen Prozess werden zunächst Hypothesen über unbewusste Determinanten des Erlebens und Verhaltens des Patienten gebildet. Die Hypothesen sollten zunächst nur im Gedächtnis gespeichert werden und erst bei passendem Zeitpunkt und wohldosiert mitgeteilt werden. Die Form der Mitteilung diese Hypothesen werden „Deutungen“ genannt (Wöller & Kruse 2010, S. 182). Formell können sich Deutungen auf Abwehrvorgänge, auf Zusammenhänge zwischen Vergangenheit und Gegenwart, auf Widerstandsphänomene und auf Übertragungsphänomene beziehen. Ein Beispiel:

Beispiel 5: Deutungen

> *Halten Sie es für möglich, dass Sie so gereizt auf Ihre Mitarbeiterin reagieren, weil Sie ihr gegenüber mehr als nur Sympathie empfinden, diese Gefühle aber nicht zulassen wollen?* (Wöller und Kruse 2010, S. 183)

Ein weiteres Beispiel aus derselben Quelle:

> *Kann es sein, dass Sie Ihre Mitarbeiterin unbewusst so erleben, wie Sie früher ihre Mutter erlebt haben? Sie haben den Eindruck, dass die Mitarbeiterin Ihnen Vorwürfe macht, obwohl, wie wir durch meine Fragen herausgefunden haben, solche Äußerungen nie getan wurden. Dennoch fühlen sie sich gegenüber Ihrer Mitarbeiterin so, wie Sie sich früher gegenüber aus ihrer Mutter gefühlt haben: unsicher, moralisch schlecht und minderwertig. Wie ein kleines Kind, dem die Mutter sagt: Du bist faul, du tust nichts für mich. Es scheint, als würden Gefühle aus der Beziehung zu Ihrer Mutter die Beziehung zu Ihrer Mitarbeiterin beeinflussen.* (ebd., leicht verändert GM)

Ziel der Deutung ist es, dem Patienten unbewusste Zusammenhänge bewusst werden zu lassen. Deutungen sollten immer so formuliert werden, dass diese vom Patienten angenommen und genutzt werden können. Aus der Wortwahl sollte hervorgehen, dass es sich um eine Vermutung, Überlegung oder Hypothese handelt, nicht um gesichertes Wissen. Der Therapeut sollte genau darauf achten, wie der Patient auf die Deutung reagiert und wie er mit ihr umgeht. Er darf die Deutung verwerfen. Deutungen, auch das muss beachtet werden, sind ein Spezifikum der dynamischen Psychotherapie und kommt im Alltagsleben so nicht vor. Deutungen sollten sachlich vorgetragen werden, nicht in leicht gereizt kann man Unterton, aber auch nicht in einem übermäßig sanften und schonenden Tonfall. Beispiel:

Sie haben auf Ihren Untermieter heftig reagiert. Sie selbst haben das Gefühl, einen Fehler gemacht zu haben. Kennen Sie solche Reaktionen an sich? Erinnern Sie sich an weitere Beispiele? Mit welchen anderen Personen, die Sie kennen, könnte ein solches heftiges Verhalten in Zusammenhang stehen?

Lektüre: Wöller und Kruse 2010, S. 182-189

Beispiele für Deutungen aus Arbeitskreis OPD-2, S. 291, 301, 305:

Sie sagen, dass Sie Ihre Partnerin auf gar keinen Fall verlieren wollen, gleichzeitig haben Sie aber immer wieder intime Kontakte zu anderen Frauen, wovon Sie Ihrer Partnerin auch erzählen. Wie passt das zusammen?

Sie möchten selbstständig leben können, fühlen sich aber gebunden und abhängig von Ihrem Mann, aber auch, wie unser Gespräch zeigt, von mir. Sie erwarten von mir, dass ich Ihnen aus dieser schwierigen Situation heraushelfe.

Sie haben jahrelang Ihre Trauer und Ihre Schuldgefühle nach dem Verlust der Mutter verborgen gehalten, und jetzt im Gespräch mit mir sind sie wieder aufgetaucht. Dies scheint Sie zu kränken, da Sie denken, sich nicht genügend unter Kontrolle zu haben.

Sie haben es in Ihrem Leben sehr schwer gehabt. Trotz Ihrer Bemühungen sind Sie dabei oft leer ausgegangen und oft auf die Nase gefallen. Ich meine, es könnte wichtig sein herauszufinden, was es damit auf sich hat. Vielleicht ist Ihnen hier und da etwas entgangen, haben Sie hier und da bei Ihrem Gegenüber bestimmte Seiten nicht recht wahrgenommen.

Deutung in der Probatorik werden Probedeutungen genannt. Hier eine Probedeutung bei einer Psychoanalytikerin:

Immer noch lächelte er, und ich merkte, daß es des Lächelns zu viel wurde und daß es mich inzwischen sehr störte. Es mußte Ausdruck seiner Krankheit sein. Ich bemerkte innerlich einen regelrechten Ärger. Doch darüber verstand ich, daß sein Lächeln für die Mutter bedeutsam sein mußte: Es war das Lächeln, das der Mutter diente, den Vater für sie zu gewinnen, das Lächeln, damit er sich zu ihr bekenne. Dieser Gedanke erlöste mich und führte mich zu der Deutung: ›Sie lächeln für die Mutter und mit ihr zusammen.‹ Sein Lächeln verschwand augenblicklich. Er wurde ernst. (Eckstaedt, S. 176f.)

Deutungsbeispiel bei Eckstaedt:

Weil ich nun meine ärgerliche und empörte Erregung über die geschilderten Ungerechtigkeiten, zu denen sie das Ihre offenbar beigetragen hatte, nicht mehr aushalten konnte, weil sie sich weder vertrat noch verteidigte, intervenierte ich und sagte: ›Genau an der Stelle, an der Sie sich nicht ärgern, aber doch alles dafür spricht, daß Sie sich ärgern müssen und auch dürfen, ersticken sie in Ihrer Angst. Sie haben Angst davor, böse zu sein.‹ Mit dieser Deutung hatte ich eine tiefere Entwicklung des Dialogs in Gang gebracht. Die Patientin schaute mich etwas erstaunt an. (Eckstaedt, S. 231)

6.11.1 Bericht über ein Erstgespräch mit Probedeutung

aus Deneke (2013, S. 201ff.), zugleich Beispiel für eine Kurztherapie (zwei Stunden):

Als ich die ca. 35-jährige Patientin kennenlernte, wirkte sie auf mich in ihrer dezent grau gehaltenen Kleidung auffällig unauffällig, korrekt, irgendwie ‚brav'. Spontan hatte ich ein eher langweiliges Erstinterview erwartet. Darin sollte ich mich aber irren. Die Patientin berichtete von einer seit mehreren Jahren bestehenden bulimischen Symptomatik, die in ihrer (insgesamt mäßiggradigen) Intensität wechsele und sich gerade in den letzten Wochen gebessert habe.

Aus der Biografie erfahre ich: Sie sei wohl eher ‚Vaters Kind'. Der Vater habe sehr festgefügte Vorstellungen, zu denen auch gehöre, dass Frauen ihr Leben nach dem Mann ausrichten sollten. Die Mutter wird als eine Frau geschildert, die „nie so recht spontan zärtlich" sein konnte, die „Häusliche", die sich „immer an Vater orientiert" habe. Die Patientin hat einen vier Jahre älteren Bruder, der in der Pubertät schon „viele Eskapaden" gemacht habe: heimlich Vaters Auto gefahren; bei Abwesenheit der Eltern rasante Partys gefeiert; sich durch das Schlafzimmerfenster der Patientin nachts heimlich aus dem Haus gestohlen; früh und bis in die Gegenwart erhebliche Alkohol-probleme. Die Patientin sei „stille Zuschauerin" gewesen, habe die Eskapaden des Bruders aber stets gedeckt und sie ihm, wann immer es ging, ermöglicht. Sie selbst habe stets vernunftorientiert und „kontrolliert" gelebt- eben als „Vaters Kind". Inzwischen sei sie nach Schule und Studium in verantwortlicher Position in einem großen Unternehmen tätig.

Niemals habe sie gegen die Eltern protestiert - mit einer Ausnahme. Ihren Mann habe sie gegen den Willen der Eltern (speziell des Vaters) geheiratet. Dieser Mann wird als „sehr lebendig, anregend, spontan" geschildert. Er habe sehr eifersüchtig auf die Geburt des Sohnes reagiert - für die Patientin der entscheidende Grund für die rasche Trennung, weil sie immer die Verpflichtung gespürt habe, für den Sohn verfügbar sein zu müssen. Seit der Trennung habe sich die Beziehung zum Vater wieder deutlich gebessert. In der Zeit danach sei sie eine Beziehung zu einem „aufregenden Mann" eingegangen. Auch diese Beziehung sei nur von kurzer Dauer gewesen. Sie habe sich zurückgezogen, als sie gemerkt habe, dass der Mann „Berufsspieler" sei. Seit inzwischen geraumer Zeit unterhalte sie eine „reine Vernunftbeziehung". Der Freund und sie lebten in getrennten Wohnungen. Gelegentliche Sexualität, gegenseitiges Sich-Achten, ab und zu gemeinsame Unternehmungen - mehr wolle sie nicht. Auf der Grundlage dieser Informationen berichte ich der Patientin von meinen Überlegungen.

Ich sage ihr, dass sie meinem Eindruck nach ihre Bedürfnisse und Sehnsüchte nach aufregenden, spannenden, exzessiven, erotisch-sexuell wirklich stimulierenden, vielleicht auch „verbotenen" Erfahrungen fortwährend unterdrücke und darin dem väterlichen Leitbild folge. Zu dieser anderen, der ungelebten Bedürfnisseite nehme sie nur indirekt Kontakt auf. Sie lasse sie stellvertretend durch andere leben, nehme aber gleichwohl teil und befriedige sie damit zumindest teilweise - als geheime Förderin beim Bruder und stille Partizipantin beim Berufsspieler. Die Patientin hatte mir so aufmerksam und interessiert zugehört, dass ich mich schließlich auch noch entschloss, eine Verknüpfung zu ihrer Bulimia nervosa (Fress-/Erbrechenssucht) herzustellen: Die Sehnsucht nach Enthemmung und Kontrollverlust würde sich spontan im Symptomverhalten ausdrücken, sei dorthin verlagert worden, um zugleich auch wieder kontrolliert zu werden, und zwar in dem Erbrechen, das jedem Fressanfall unmittelbar folgt. Anzumerken ist, dass es eher ungewöhnlich ist, Patienten schon im Erstgespräch mit solchen recht umfänglichen Überlegungen zu konfrontieren. Da es sich aber um eine intelligente, unmittelbar erkennbar überdurchschnittlich introspektionsfähige Patientin handelte, die nicht schwer krank war, und es uns gelungen war, sehr rasch eine offene Gesprächsatmosphäre zu schaffen, hatte ich es gewagt - wie ich es mir im Verlauf meiner Berufsjahre ohnehin zunehmend mehr zur Regel gemacht habe, meine Patienten schon früh und soweit deren Struktur es erlaubt, an meinen Überlegungen teilhaben zu lassen.

Als die Patientin zum zweiten Gespräch erscheint, sagt sie mir, dass es ihr schon sehr geholfen habe, zu sehen: „das Abenteuerlustige und Spontane, dass ich das habe, aber nicht lebe". Dass sie es stattdessen andere für sich leben lasse und still daran teilhabe, füge ich hinzu. Ja, sagt die Patientin, das habe sie nicht gewusst, jetzt wisse sie es. Zum Schluss sprachen wir darüber, ob eine längerfristige Psychotherapie angezeigt sei oder nicht. Die Patientin kommt zu dem Schluss: Da es ihr mit der Bulimie gegenwärtig deutlich besser gehe, wolle sie zunächst den weiteren Verlauf abwarten und sich, wenn nötig, wieder mit mir in Verbindung setzen. Inzwischen sind etliche Jahre vergangen. Die Patientin hat sich bislang nicht wieder gemeldet.

Oder der Therapeut versucht das Bisherige zusammenzufassen: Sie sei behütet und in Geborgenheit aufgewachsen und erlebe in sich eine große Zugehörigkeit zu ihrer Heimat und ihrer Familie. Durch die politischen Verhältnisse sei sie aus diesem Leben herausgerissen worden und in eine vollkommen neue Welt gekommen, in der sie um ihre Existenz und ihre Autonomie kämpfen musste. Sie habe dabei sehr viel verloren. Die Patientin schweigt daraufhin und äußert schließlich, das sei wohl so.

Solche zusammenfassenden Interventionen haben das Ziel, den Patienten probeweise an seine Problematik heranzuführen und seine Reaktionen auf solche Interventionen zu untersuchen. Dies ist wesentlich für die Erfassung der inneren Konflikte respektive der Struktur - sowie für die Erfassung seiner Bereitschaft, sich auf einen klärenden Behandlungsprozess einzulassen.

Weitere Lektüre Reimer/Rüger 2006, S. 53ff.

7 Inhaltliche Diagnostik

Eine systematische und gründliche psychopathologische Diagnostik kann das Vertrauen in die Kompetenz des Therapeuten erhöhen. So gewinnt der Patient das Vertrauen, dass der Therapeut gewissenhaft, ernsthaft und nach einer etablierten Methode vorgeht.

Ein Patient kann bereits in der diagnostischen Phase unter verschiedenen Blickwinkeln betrachtet werden, die jeweils einzelne Aspekte hervorheben und hervortreten lassen. Es gibt kein Standardverfahren des diagnostischen Gesprächs, da jeder Patient sich anders darstellt und jede heilkundliche Institution aufgrund ihrer je eigenen Erfahrungen unterschiedliche Routinen entwickelt. Es gibt allerdings ausgefeilte Systematisierungen von Experten, die besonders für den Anfänger hilfreich sind, weil sie sich gesprächsweise an ihnen entlangbewegen können.

Die erforderliche Grundhaltung – neben der wohlwollenden und interessierten Zuwendung – ist ein strategisches Vorgehen bei reflektierter Adaptation möglicher Vorgehensmethoden. Man kann jedoch nicht alle Perspektiven gleichzeitig im Blick haben und bearbeiten. Man wird jene Modelle nehmen, die einen Fall am besten erklären.

Im Folgenden werden einige wichtige Modelle erläutert. Diese müssen in speziellen Kursen erlernt werden, was hier nicht erfolgen kann. Hier kann es nur um einen ersten Überblick gehen.

7.1 Konfliktmodell

Die traditionelle Psychoanalyse (in allen drei Funktionen als Theorie, Anthropologie und Therapie) hebt zentral ab auf unbewusste, innerpsychische Konflikte zwischen antagonistischen Triebregungen und behauptet, dass nur diese zu behandeln seien.

In den Berichten an den Gutachter sind und bleiben die unbewussten, aktuell wirksamen Konflikte zentral. Wir werden sehen, ob das ausreicht.

Der Grundgedanke des Konflikts meint zunächst ganz allgemein, dass zwei gegensätzliche oder nicht vereinbare Wünsche, Bestrebungen oder Anforderun-

gen im Inneren eines Menschen miteinander im Widerstreit stehen. Bezogen auf den frühen unbewussten inneren Grundkonflikt ... bedeutet dies: Frühe, in der Biografie aufgekommene Bedürfnisse, Wünsche oder Triebe (zum Beispiel orale Versorgungsbedürfnisse oder Autonomiedrang) mussten vom Kleinkind aufgrund früher negativer Erfahrungen und der dazugehörigen, bedrohlichen Affekte (zum Beispiel Angst, Schuld, Scham) ins Unbewusste verdrängt werden. Der klassische psychoanalytische Konflikt besteht also zwischen zwei Bestrebungen (der Wunsch auf der einen und seine Abwehr auf der anderen Seite), die unvereinbar sind und somit eine innere, nicht lösbare Spannung erzeugen. (Jungclaussen 2013, S. 92, rechte Spalte)

Dieses innere, angeblich unbewusste Spannungsfeld besitzt eine krankheitsauslösende oder -aufrechterhaltende Kraft. Der Konflikt kann nicht durch pure Willensanstrengung überwunden werden. Sie verleiten zu dysfunktionalen Lösungen und führen zu verfestigten Charakterstörungen.

Die psychodynamische Sichtweise hat sich von diesem Konzept eigentlich schon vor längerem getrennt (z.B. Dührssen 1995, *Dynamische Psychotherapie*) und berücksichtigt neben den unbewussten neurotischen Konflikten auch

- normale Konflikte, denen jeder Mensch in vielfältigen alltäglichen Auseinandersetzungen unterworfen ist;
- neurotische Konflikte, deren realer Hintergrund für die Betreffenden nicht voll erfasst werden kann, oder in denen den Betreffenden nur eingegrenzte Reaktionsmuster zur Verfügung stehen (z. B. nur unterwürfig, nur aggressiv, nur harmonisierend etc.),
- antinomische Konflikte, die nur durch Verzicht einer Lösungsmöglichkeit einen glücklichen Ausgang finden können (Antinomie von griechisch: Unvereinbarkeit) und
- tragische Konflikte, die gleichgültig, für welche Lösung sich der Einzelne entscheidet, nie einen glücklichen Ausgang haben können. Damit werden insbesondere auch tragisch-schicksalhafte Seiten menschlicher Existenz berücksichtigt.

Quelle: Dührssen, zit. nach Reimer/Rüger 2006, S. 89, linke Spalte

7.1.1 Unterschiedliche Modelle der Grundkonflikte

Konflikte wurden und werden unterschiedlich gruppiert und aufgefasst. Die verschiedenen Ansichten spiegeln die Vielfalt möglicher Konflikte.

Freuds Triebtheorie

- Aggression und Liebe (Selbsterhaltung versus Arterhaltung)
- Liebe und Hass (libidinöse versus aggressive Triebe)
- Lebenstrieb und Todestrieb

Selbstpsychologie

Stavros Mentzos definiert fünf phasentypische Konflikte der psychischen Entwicklung des Kindes, wobei er die Objekt-Beziehungs-Psychologie (Selbstpsychologie) von Heinz Kohut zugrunde legt:

- Symbiotische Verschmelzung gegen Subjekt-Objekt-Differenzierung (1. Lebensjahr)
- Abhängigkeit gegen Autonomie (2.–3. Lebensjahr)
- Dyadische gegen triadische Beziehung (ödipaler Konflikt) (4.–6. Lebensjahr)
- Sicherheit in der Familie gegen Chancen und Risiken der Peergroup (Pubertät, Latenz, Adoleszenz)
- Infantile Bindungen gegen Genitalität und Identität (in der Ablösung von den Eltern)

Strukturpsychologie

Gerd Rudolf (2012, S. 52/53) nennt vier „Grundkonflikte“:

- Grundkonflikt der Nähe
- Grundkonflikt der Bindung / depressiver Grundkonflikt
- Grundkonflikt der Autonomie [der eigentlich der 1. Grundkonflikt mit umgekehrten Vorzeichen ist]
- Grundkonflikt der Identität.

Intrasystemische Konfliktkonstellationen

- Aspekte der eigenen Normenwelt stehen miteinander im Konflikt (intrasystemischer Konflikt), z.B. Über-Ich/Ich-Ideal-Konflikt (Scham-Schuld-Dilemmata)
- Wünsche/Impulse stehen miteinander im Konflikt (Ambivalenzkonflikt).

In der klassischen psychoanalytischen Neurosenlehre spielen also Konflikte eine zentrale Rolle, wobei dort *nicht* zwischenmenschliche Auseinandersetzungen und auch keine einfachen Interessenkonflikte gemeint sind, sondern zeitlich überdauernde, meist unbewusste innerpsychische Konflikte, die eine krankheitsauslösende oder -aufrechterhaltende Potenz besitzen.

Beim Konfliktmodell kommt es nicht darauf an, dass es einen Konflikt gibt, sondern dass dieser nicht gelöst wird.

7.1.2 Das OPD-Konfliktmodell

Die Operationalisierte Psychodynamische Diagnostik (OPD) wurde bereits unter Punkt 7.10.1 kurz vorgestellt. Die Operationalisierte Psychodynamische Diagnostik hat – wie erinnerlich – die Form eines multiaxialen Systems. Sie basiert auf den fünf Bereichen

1. Krankheitserleben und Behandlungsvoraussetzungen
2. Beziehung
3. Konflikt
4. Struktur und
5. psychische und psychosomatische Störungen nach dem Kapitel »F« der ICD.

Betrachten wir hier die Achse 3, die Konfliktachse. Diese Achse kann für sich beanspruchen, ein Stück klassische psychoanalytische Diagnostik umzusetzen, die zentrale Rolle innerer Konflikte. Dabei können lebensbestimmende, verinnerlichte Konflikte den eher aktuellen, äußerlich determinierten konflikthaften Situationen gegenübergestellt werden. Die Bearbeitung eines Konflikts kann als Behandlungsziel definiert werden.

- 1.1. Individuation versus Abhängigkeit
- 1.2. Unterwerfung versus Kontrolle
- 1.3. Versorgung versus Autarkie

- 1.4. Selbstwert versus Objektwert
- 1.5. Schuldkonflikte (egoistische versus prosoziale Tendenzen / Selbst- versus Fremdbeschuldigung)
- 1.6. Ödipal-sexuelle Konflikte
- 1.7. Identitätskonflikte (Identität versus Dissonanz)
- 2. Eingeschränkte Konflikt und Gefühlswahrnehmung

Die Konfliktthemen der OPD sind nicht per se neurotisch. Jeder Mensch ist eingespannt in diese entgegengesetzten, dichotomen Tendenzen. Beim Patienten stehen diese Tendenzen in einem als subjektiv empfundenen unauflöslichen Dilemma. Die OPD-Autoren verstehen die Konflikte als unbewusst. Dies deckt sich nicht mit der therapeutischen Erfahrung. Nicht selten können Patienten über ihre Dilemmata reflektiert sprechen.

Der Berichte-Schreiber sollte darauf achten, den oder die Konflikte nicht einfach lapidar zu benennen. Belegt und erläutert werden muss, warum der oder die Konflikte dem Patienten als unlösbar erscheinen und was ihn daran hindert, sie zu lösen. Man wird eventuell auf innere Spannungen und Affekte stoßen, die abgewehrt werden müssen.

Hinter einer Konfliktdynamik verbergen sich manchmal strukturelle Einschränkungen. Diese können oftmals erst im Laufe einer Therapie, d.h. noch nicht in der Probatorik, erkannt werden. Strukturelle Defizite können sich beispielsweise hinter einer eloquenten Intellektualisierung verstecken.

7.1.3 Übersicht Konflikttypen nach OPD

Tabelle 3 Übersicht Konflikttypen nach OPD

Thema: Bindung	**1.1. Abhängigkeit versus Autonomie (Individuations-Abhängigkeits-Konflikt)**	OPD-2: Existenzielle Bedeutung von Selbstständigkeit / Zugewandtheit in Beziehungen. Bipolare Spannung zwischen der Suche nach enger Beziehung und intensiver Nähe (Abhängigkeit) und dem Streben nach betonter Selbstständigkeit und ausgeprägter Distanz (Individuation). Ausprägung des Konflikts bei akzentuierter Polarisierung mit existenzieller Bedeutung im lebensge-

		schichtlichen Verlauf im Sinne des Allein-Sein-*Müssens* bzw. des Zusammen-Sein-*Müssens*. Passiver Modus: Enge und dauerhafte Beziehungen (fast) um jeden Preis, Vermeiden von Verantwortung und Eigenständigkeit, Unterordnung unter die Wünsche und Interessen der Beziehungspersonen, Verleugnung, Bagatellisierung oder Rationalisierung von Konflikten in Beziehungen, Selbstwahrnehmung von Hilflosigkeit, Schwäche und Angewiesensein auf Andere. Leitaffekt: Existenzielle Angst bei Verlust, Trennung und Einsamkeit. Gegenübertragung: Sorge und Verantwortung, Befürchtung vor überstarken Nähewünschen und Vereinnahmung. Aktiver Modus: Übersteigerte emotionale und existenzielle Unabhängigkeit, Kampf in allen Lebensbereichen um Eigenständigkeit und Unabhängigkeit, Unterdrückung eigener Bedürfnisse nach Anlehnung und Nähe, Selbstwahrnehmung von großer Stärke und Nicht-Angewiesensein-auf-Andere. Leitaffekt: Existenzielle Angst vor Nähe, Vereinnahmung und Verschmelzung Gegenübertragung: Kaum Verantwortungsgefühl, wenig Bedürfnis von Fürsorge und Schutz, Besorgnis vor abgewehrten Abhängigkeitswünschen. Wikipedia: In einem Extrem würde ein Mensch mit diesem Grundkonflikt eine Abhängigkeit erzeugende Beziehung suchen als „willkommene Abhängigkeit". Im anderen Extrem eine emotionale Unabhängigkeit aufbauen und die Bindungswünsche unterdrücken. Leichsenring: Suche nach Beziehung (jedoch nicht Versorgung) mit ausgeprägter Abhängigkeit (passiver Modus) oder Aufbau einer emotionalen Unabhängigkeit (aktiver Modus) mit Unterdrückung von Bindungswünschen (Familie/Partnerschaft/Beruf). Erkrankungen schaffen „willkommene" Abhängigkeit oder sind existenzielle Bedrohung.

		Wöller: Die Balance von Nähe (Abhängigkeit) und Distanz (Individuation, Autonomie) gegenüber einer Bezugsperson ist konflikthaft gestört. Nähe ist unvereinbar mit Individuation und Autonomie. Passiver Modus: Neigung zu hilflos-abhängigem Anklammern in Beziehungen. Aktiver Modus: Neigung zu übermäßiger Unabhängigkeit (Pseudounabhängigkeit).
Macht	**1.2. Ohnmacht/ Unterwerfung versus Kontrolle/Dominanz**	OPD-2: zentrales Motiv ist, den anderen zu dominieren oder sich dem anderen unterzuordnen. Passiver Modus: Passiv-aggressive Unterwerfung mit den Affekten ohnmächtige Wut, untergründig spürbare Verärgerung bei gefügigem Verhalten. Aktiver Modus: aggressives Dominanzstreben, trotzige Aggressivität, Machtlust, Wut, Ärger. Angst, bestimmt zu werden. Wikipedia: In einem Extrem nimmt der Mensch die Gegebenheiten hin als Schicksal, dem er sich fügt, dabei sind Erleben und Verhalten geprägt von Gehorsam und Unterwerfung. Im anderen Extrem bestimmen Kontrolle und Auflehnung („Bekämpfen“) das Erleben und Verhalten. Leichsenring: Gehorsam/ Unterwerfung (passiver Modus) versus Kontrolle/ Sich auflehnen (aktiver Modus) bestimmen die interpersonellen Beziehungen und das innere Erleben. Erkrankungen werden „bekämpft" oder sind ein zu erleidendes Schicksal, dem man sich (wie auch dem Arzt) „fügen" muss. Wöller: Die Balance von aggressiv-machtvoller Durchsetzung (Kontrolle) und funktionaler Anpassung Unterwerfung) ist konflikthaft gestört. Passiver Modus: Übermäßige Tendenz zur Unterwerfung. Aktiver Modus: Übermäßige Tendenz zur Dominanz und Machtausübung.

Versorgung und Autarkie	**1.3. Versorgung versus Autarkie** (Brauchen und Nehmen versus Gebrauchtwerden und Geben)	OPD-2: Beziehungen sind von Wünschen nach Versorgung und Geborgenheit bzw. deren Abwehr geprägt. Passiver Modus: anklammerndes Verhalten, Ausbeutung anderer, „etwas bekommen". Angst, den anderen zu verlieren, oft depressiv. Aktiver Modus: selbstversorgende, anspruchslose Grundhaltung mit erheblichem altruistischem Einsatz für andere. Anspruchsloser Verzicht, um es dem anderen recht zu machen. Nicht zur Last fallen bei untergründiger Sehnsucht nach Beachtung. Wikipedia: In einem Extrem führen Versorgungs- und Geborgenheitswünsche zu starker Abhängigkeit und der Mensch wirkt passiv und anklammernd. Im anderen Extrem nimmt der Mensch keine Hilfe an und wehrt die Wünsche nach Hilfe ab, indem er sich als anspruchslos darstellt. In einer altruistischen Konfliktverarbeitung bekommen Andere die Versorgung, nach der er sich selbst unbewusst sehnt. Leichsenring: Die Wünsche nach Versorgung und Geborgenheit führen zu starker Abhängigkeit („dependent and demanding", passiver Modus) oder werden als Selbstgenügsamkeit und Anspruchslosigkeit abgewehrt (altruistische Grundhaltung, aktiver Modus). Bei Krankheit erscheinen diese Menschen passiv-anklammernd oder wehren Hilfe ab. Abhängigkeit und Unabhängigkeit stehen jedoch nicht als primäre Bedürfnisse im Vordergrund. Wöller: Die Balance zwischen dem Bedürfnis nach Versorgung und Liebe durch ein Objekt und dem Bedürfnis, ohne eine solche äußere Versorgung auszukommen, ist konflikthaft gestört. Passiver Modus: Passive Neigung, sich versorgen zu lassen. Aktiver Modus: Selbstgenügsamkeit, Anspruchslosigkeit, altruistische Grundhaltung.

Selbstwert	1.4 Selbstwertkonflikte (Selbstwert versus Scham und Selbstzweifel; Selbstliebe versus Objektliebe)	OPD-2: Natürliche Bedürfnisse nach Anerkennung des Selbstwerts werden übermäßig stark, weil erfolglos oder unzureichend oder gescheitert. Passiver Modus: geringwertiges Selbstbild, wahrnehmbare Scham, idealisierende Bewunderung anderer; Gefühle des Bestätigt-werden-Müssens. Aktiver Modus: Forcierte Selbstsicherheit, narzisstische Wut, abwertende Kränkung anderer. Entwertungstendenz. Wikipedia: Es bestehen Selbstwertkonflikte, die im einen Extrem als Minderwertigkeit erlebt werden, während Andere aufgewertet oder idealisiert werden. Im anderen Extrem werden kompensatorische Anstrengungen erbracht, die das Selbstbild bis hin zum Größenwahn stützen, während Andere abgewertet werden. Leichsenring: Das Selbstwertgefühl erscheint brüchig bzw. resigniert, aufgegeben (passiver Modus) oder die kompensatorischen Anstrengungen zur Aufrechterhaltung des ständig bedrohten Selbstwertgefühls dominieren (pseudo-selbstsicher, aktiver Modus). Erkrankungen führen zu Selbstwertkrisen, können aber auch einen restitutiven Charakter für das Selbstbild haben. Wöller: Die Selbstwertregulation ist konflikthaft gestört. Passiver Modus: brüchiges, resigniertes, ständig bedrohtes Selbstwertgefühl. Aktiver Modus: kompensatorische Selbstsicherheit.
Schuld	1.5 Schuldkonflikte (egoistische versus prosoziale Tendenzen / Selbst- versus Fremdbeschuldigung; Selbstbeschuldigung versus Fremdbeschuldigung; Schuldan-	OPD-2: Schuld über ein angemessenes Maß der Verantwortung hinaus entweder sich selbst oder anderen aufbürden. Passiver Modus: Neigung zu Selbstvorwürfen. Schnelle Übernahme von Verantwortung. Zerknirschung, Selbstbestrafung. Aktiver Modus: Anklagend, Schuld wird externalisiert, Schuldgefühle auf andere abgewälzt. Geringe Bereit-

	nahme versus Schuldabweisung)	schaft, eigene Verantwortung anzuerkennen. Wikipedia: Im einen Extrem führt die Schuldübernahme bis zur masochistischen Unterwerfung. Im anderen Extrem sieht der Mensch die Schuld nur beim anderen, wobei ihm jegliche Form eines eigenen Schuldgefühls fehlt. Leichsenring: Schuld wird bereitwillig bis hin zu masochistischer Unterwerfung auf sich genommen, und Selbstvorwürfe herrschen vor (passiver Modus), oder es fehlt jegliche Form von Schuldgefühlen, diese werden anderen zugewiesen, und auch für Krankheit sind andere verantwortlich (aktiver Modus). Wöller: Angemessenes Schulderleben ist konflikthaft gestört. Passiver Modus: Ungerechtfertigte und übertriebene Neigung, Schuld auf sich zu nehmen. Aktiver Modus: Abwehr (z.B. Projektion) von Schuldgefühlen trotz realer Schuld.
Ödipus	**1.6 Ödipal-sexuelle Konflikte** (Attraktivität und geschlechtliche Rivalität versus Verzicht auf erotische Selbstinszenierung und Lust)	OPD-2: Es geht um die sozialen Rollen von Mann und Frau mit den Motiven, Aufmerksamkeit und Anerkennung zu erhalten, den Kontakt erotisch-zärtlich zu genießen und sich des eigenen Mann- oder Frauseins zu versichern. Dies ergibt sich aus der Identifikation mit bzw. der Übernahme der geschlechtsspezifischen elterliche Rollen. Passiver Modus: Schüchternheit, graue Maus, sich unattraktiv halten, sich geschlechtlos geben, Verdrängung von Erotik/Sexualität. Aktiver Modus: phallisch-hysterisch im Mittelpunkt stehen. Erotisierung und Sexualisierung der Beziehungen, rivalisieren, Schamlosigkeit. Wikipedia: Im einen Extrem nimmt der Mensch seine Erotik und Sexualität nicht wahr, im anderen Extrem bestimmt sie alle Lebensbereiche, ohne dass eine Befriedigung gelingt. Dies meint nicht sexuelle Funktions-

		störungen anderer Herkunft. Leichsenring: Erotik und Sexualität fehlen in Wahrnehmung, Kognition und Affekt (passiver Modus) oder bestimmen alle Lebensbereiche, ohne dass Befriedigung gelingt (aktiver Modus). Nicht gemeint sind hier allgemeine sexuelle Funktionsstörungen anderer Herkunft. Wöller: Die Sicherheit in der männlichen oder weiblichen Geschlechtsrolle sowie die Fähigkeit zu angemessenem Konkurrieren um das andere Geschlecht sind konflikthaft gestört. Passiver Modus: Übermäßige Zurückhaltung gegenüber dem anderen Geschlecht und in der Konkurrenz. Aktiver Modus: Übermäßige Beschäftigung mit dem anderen Geschlecht und übermäßiges Konkurrieren ohne Befriedigung.
Identität	**1.7 Identitätskonflikte (Identität versus Dissonanz)** (Dissonanz des Selbstbildes und des Rollenverständnisses infolge inkonsistenter oder fehlender Vorbilder oder widerstreitender innerer Werte oder Normen)	OPD-2: Passiver Modus: Gefühl des chronischen oder immer wiederkehrenden Identitätsmangels; Verleugnen dieser Dissonanz. Vermeiden von Lebenssituationen, die diesen Mangel aufdecken könnte; Rückzug, Hemmung. Aktiver Modus: aktives Überspielen der Unsicherheit; Kompensation; Vermeidung des Gewahrwerdens; evtl. Konstruktion eines Familienromans. Wikipedia: Bei sonst hinreichenden Ich-Funktionen übernimmt der Mensch die Geschlechts-, Rollen oder Gruppenidentität anderer oder überspielt die Identitätsambivalenz kompensatorisch. Leichsenring: Es bestehen hinreichende Ich-Funktionen bei gleichzeitig konflikthaften Selbstbereichen (Identitätsdissonanz): Geschlechtsidentität, Rollenidentität, Eltern-Kind-Identität, religiöse und kulturelle Identität u.a. Der Annahme des Identitätsmangels (passiver Modus) steht das kompensatorische Bemühen, Unsicherheiten und Brüche zu überspielen, entgegen (aktiver Modus). Wöller: Die Ausbildung einer kohärenten Identität ist

		konflikthaft gestört. Passiver Modus: Identitätsunsicherheit. Aktiver Modus: starres Festhalten an einer bestimmten Identität (Pseudoidentität) zur Abwehr der Identitätsunsicherheit.
	2. Eingeschränkte Konflikt- und Gefühlswahrnehmung	Gefühle und Bedürfnisse bei sich und anderen werden nicht wahrgenommen und Konflikte übersehen (passiver Modus) oder durch sachlich-technische Beschreibung ersetzt (aktiver Modus).
Gerechtigkeit (nicht in der OPD, ergänzt von Boessmann/ Remmers)	**Engagement für Gerechtigkeit versus Resignation, Zynismus und passive Opposition**	Aktiver Modus: Der Patient verarbeitet eigene biografische Erfahrungen von Ungerechtigkeit mit einem auffallend intensiven Engagement für die Rechte anderer Menschen oder Tiere. Im Extremfall wird der Kampf um Gerechtigkeit selbst zu einer Quelle von Unrecht (Kohlhaas-Syndrom). Passiver Modus: Der Patient verarbeitet eigene biografische Erfahrungen von Ungerechtigkeit mit offener oder versteckter Bitterkeit und Resignation („die Welt ist zutiefst ungerecht, und das wird sich auch nie ändern“).

Arbeitskreis OPD (Hg.) (2006) Operationalisierte Psychodynamische Diagnostik OPD-2. Das Manual für Diagnostik und Therapieplanung. 2., überarbeitete Auflage 2009, Bern (Verlag Hans Huber), S. 417-431

Wikipedia, Eintrag "Grundkonflikt", http://de.wikipedia.org/wiki/Grundkonflikt (Version vom 5. Mai 2011)

Leichsenring, Lehrbuch der Psychotherapie, Bd. 2, Psychoanalytische und tiefenpsychologisch fundierte Therapie, München 2006, S. 16;

Wolfgang Wöller: Einführung in die tiefenpsychologisch fundierte Psychotherapie (Powerpoint), Bad Honnef o.J., http://www.wolfgang-woeller.de/mediapool/ 88/887915/data/ Woeller_2010_LPTW_Einfuehrung_in_die_TP.pdf (Version vom Mai 2011)

Boessmann/Remmers (2016) Praktischer Leitfaden der tiefenpsychologisch fundierten Richtlinientherapie. Berlin, Deutscher Psychologen-Verlag, S. 210-213

Boessmann und Remmers haben 2016 der OPD-Tabelle den „Gerechtigkeitskonflikt" angefügt, weil dieser „lebenspraktisch relevant" sei. Nun, was wäre nicht „lebenspraktisch relevant"? Die Konflikttabelle wird mit derartigen Zusätzen eventuell dieselbe Entwicklung nehmen wie die Abwehrmechanismen (siehe weiter unten): sie werden immer weiter ergänzt und ausgeweitet, bis vom ursprünglich Gemeinten kaum mehr etwas übrig bleibt. Die (durchnummerierte) Konflikt-Kurzbeschreibung variiert bereits zwischen den Quellen, noch mehr die ausführlichen Beschreibungen. Der Konflikt 1.7 beispielsweise wird von Boessmann/Remmers in der Kurzbeschreibung schon nicht mehr als Konflikt beschrieben, sondern verschiebt sich hin zu einer Beschreibung der Dynamik (der nicht-fette Text in Klammern). Der OPD-Konflikt „2. Eingeschränkte Konflikt und Gefühlswahrnehmung" taucht bei Boessmann/Remmers nicht mehr auf, obwohl auch er „lebenspraktisch relevant" sein kann.

Selbstverständlich existieren diese Konflikte. Aus der Praxis ergibt sich jedoch manchmal, dass kein derartiger unbewusster Konflikt zu entdecken ist oder dass ein ganz anderer Konflikt existiert – abgesehen davon, dass Konflikte immer in Mischform auftreten. Die zwanghafte Eingrenzung auf nur sieben oder acht Konflikte ist nicht hilfreich. Das rein intrapsychische Konfliktmodell lässt sich ohnehin nicht halten. Patienten leiden zusätzlich bzw. vorrangig unter benenn- und sichtbaren zwischenmenschlichen Konflikten und/oder bewusstseinsnahen inneren Wertkonflikten.

Wie praktisch umgehen mit der OPD-Konflikttabelle? Obwohl hier relativ ausführlich darauf eingegangen wurde, spielt die Konflikttabelle in den Berichten an den Gutachter nur eine marginale Rolle. Es reicht, nach dem Kennenlernen des Patienten in der obigen Tabelle nachzuschauen, was mutmaßlich am besten auf den Patienten zutrifft und das Ergebnis kurz im Bericht (unter „Diagnose") zu erwähnen.

Material: Tabelle Konflikttypen_nach_OPD_2017-06.pdf zum Ausdrucken auf geraldmackenthun.de/Diagnostik.

7.1.4 Ist die Konflikttheorie noch zeitgemäß?

Die Zeit ist über die frühen Konzepte einschließlich des vom unbewussten inneren Konflikts in vielfältiger Weise hinweggegangen. Es sind zum einen die vielen Neo-Freudianer, die deutlich über Freuds ödipale Konfliktpathologie hinausgingen und sich anderen relevanten Themen zuwandten, beispielsweise dem Ich als Aktzentrum, welches gar nicht so hilflos zwischen Es-Trieben und Über-Ich-Anforderungen eingeklemmt ist, den Objektbeziehungen, den erlernten Fähigkeiten des Individuums (seine Struktur) und den objektiven frühen Traumatisierungen, wobei der Ödipus-Konflikt nur noch einer unter vielen ist (falls er im konkreten Fall überhaupt eine Rolle spielt).

Auch die Objektbeziehungstheorie hat die Psychoanalyse um wichtige Gesichtspunkte erweitert. Im Mittelpunkt steht die konkrete Lebenswelt des Kleinkindes, nicht dessen ödipale Phantasie (Karen Horney, William Fairbairn, Harry S. Sullivan, Margret Mahler, Edith Jacobsohn, Otto Kernberg, Donald Winnicott, Josef Sandler). Daneben und zusätzlich gibt es eine Gruppe, die man Ich-Funktions-Theoretiker nennen könnte. Zu ihnen gehören Heinz Hartmann, René Spitz, John Bowlby. Sie haben teilweise noch zu Lebzeiten Freuds das Triebgeschehen mit den Ich-Funktionen verbunden. Beispielsweise sind die verschiedenen Formen der Abwehr (Abwehrmechanismen) eine mehr oder weniger unbewusste Ich-Leistung. Die Anpassung an die Umgebung kann zu weitreichend sein und die Entwicklung wichtiger Ich-Funktionen behindern.

Man kann die Entfaltung der Ich-Funktionen als innersten Motor wie auch als Ziel menschlicher Entwicklung pessimistisch oder optimistisch auffassen. Bei Freud wird gute Erfahrung immer behindert durch Konflikte. Jedes Begehren müsse von Anfang an in Schach gehalten werden, um die Maßlosigkeit der egoistischen Wunschwelt einzudämmen. Eine glückliche Entwicklung ist bei Freud nicht vorgesehen. Die Maßlosigkeit der Triebwünsche, die Gier nach Befriedigung, die mörderische Wut über Versagungen müssen laut Freud gesellschaftlich in Schach gehalten werden.

Bei Alfred Adler, Karen Horney oder Carl Rogers indessen ist eine harmonische und glückliche Entwicklung zumindest denkbar. Auch Heinz Kohut war (wie Freud) der Überzeugung, dass die Menschen in sich ein narzisstisches System der Selbstregulierung haben, welches bei optimalen Entwicklungsbedingungen und sympathischer Spiegelung gleichwohl zu Kreativität, Zufriedenheit und einem reifen Selbstwertgefühl führt.

Des Weiteren gibt es die Erkenntnisse aus der Neurobiologie. Eine Begrenzung des freien Willens ebenso wie ein häufiger Misserfolg von Psychotherapien ergibt sich aus der neurobiologischen Struktur des Gehirns und seiner begrenzten Veränderbarkeit. Das gilt zum Beispiel für Zwangshandlungen, von denen heute angenommen wird, dass sie nicht primär eine psychische Funktion haben, obwohl diese wohl mitschwingt, indem die Handlung irgendwie in den allgemeinen Lebensvollzug eingebaut wird, *nachdem* das Symptom ausbrach. Die Häufung bestimmter psychischer Störungen bei Zwillingen oder in Familien ist Beleg für eine genetische Disposition und Mitverursachung.

Der dritte große Beeinflussungskomplex sind Psychopharmaka, also die chemische Kontrolle von psychischen Störungen, entweder in der Ätiologie oder in der Heilung. Bei einer Depression beispielsweise muss immer auch eine Entgleisung oder Verschiebung von Neurotransmittern und Hormonen mitbedacht werden. Überhaupt gilt heutzutage die Kombination von Medikamenten mit der gesprächsweisen Psychotherapie als Mittel der Wahl. Psychische Gesundheit ausschließlich mit psychologischen Mitteln zu untersuchen, wie es Lohmann und Pfeiffer (2006, S. 268) fordern, reicht keineswegs mehr aus.

Bei diesen Weiterentwicklungen kann man also gar nicht mehr in den Fehler verfallen, die Ursachen seelischer Krankheit ausschließlich im Individuum und dessen Konflikten zu sehen. Es gibt zwischenmenschliche und gesellschaftliche Auslösebedingungen, die ein Therapeut mit im Auge haben sollte. Die Bewertung von Verhalten ist immer eine zwischenmenschliche. Der Beleg dafür sind die unterschiedlichen und verschiedenartigen Definitionen psychische Krankheit in den unterschiedlichen Kulturen und die ständigen definitorischen Verschiebungen bei der Beschreibung psychischer Krankheiten. Ob einer für verrückt erklärt wird, hängt auch von den Zeitumständen und von denjenigen ab, die über die Macht der Zuschreibung verfügen. Der Diskurs über Gesundheit und Krankheit bleibt deshalb ein prekäres Unterfangen.

7.2 Abwehrmechanismen

Die Theorie der Abwehrmechanismen ist eine der fruchtbarsten und am meisten akzeptierten Teilbereiche der Tiefenpsychologie. Je stabiler das Ich, desto eher werden reife (fast schon gesund zu nennende) Abwehrmechanismen gefunden, je instabiler das Ich bzw. das Selbst, desto eher wird der Mensch zu so genannten *unreifen* Abwehrmechanismen oder Abwehrformen greifen. Diese Patienten können über viele Jahre oder Jahrzehnte stabil ihr Leben meistern, doch bei bestimmten Traumatisierungen oder Versuchungs- und Versagungssituationen reichen die *kompensatorischen Ressourcen* nicht mehr aus.

Kombinieren sich ungünstige genetische Anlagen des Kindes mit einer insuffizienten Bindungsbeziehung entwickeln diese Kinder keine ausreichende soziale Kompetenz, vielmehr ein geringes Selbstwirksamkeits- und ein fragiles Selbstwertgefühl. Die früh als Vulnerabilitätsschutz ausgebildeten *Vermeidungsschemata* verfestigen sich schließlich zu einem rigiden Panzer, den Abwehrmechanismen.

Abwehrmechanismen sind zugleich beziehungsregulierend, sie färben die Gestaltung von Außenbeziehungen und die Wahl von Partnern und Freunden. Sie nicht nur eine innerpsychische Funktion. Abwehrmechanismen, die einst adaptiv waren, werden bei zu starrem Charakter über kurz oder lang „maladaptiv“; sie leisten nicht mehr, was sie einst leisteten.

Bei genauerer Betrachtung erheben sich mit dem Konzept von den Abwehrmechanismen neue Fragen, die zu weiteren theoretischen Verwirrungen führen. Ist zum Beispiel ein Verfolgungswahn ein Abwehrmechanismus – und wenn ja: wogegen? Ist eine Manie oder eine Depersonalisation ein Abwehrmechanismus? Oder handelt es sich nicht vielmehr um psychische Störungen, denen ganz andere Mechanismen zugrunde liegen? Sind Abwehrmechanismen unbewusste Reaktionen auf Vorgefundenes, halbbewusste Kompensationen von Einschränkungen, genetisch getriggerte Verhaltensweisen, bewusste Konsequenzen aus Lebenserlebnissen? Je mehr man darüber nachdenkt, desto mehr verschwimmt das Konzept von den Abwehrmechanismen. Zudem kommen ständig neue hinzu. Wie bei der Konflikttheorie haben auch in Bezug auf Abwehrmechanismen derart vielfältige Umbaumaßnahmen stattgefunden, dass es heute kaum mehr Übereinstimmung darüber gibt, was darunter zu verstehen ist.

Allen Abwehrformen ist gemeinsam, dass sie helfen sollen, dem Wachbewusstsein bedrohliche, kränkende oder anderweitig unerträgliche Aspekte der äußeren wie der inneren Welt zu entziehen. Man könnte Abwehrmechanismen auch Ersatzbefriedigungs- oder Reparaturmechanismen nennen, die in ihrer Gesamtheit jeweils wieder den charakteristischen Modus der Verarbeitung eines (inneren unbewussten) Konflikts darstellen. Jedenfalls stellt sich immer wieder die Frage, was denn eigentlich abgewehrt werden muss? Verwirrend ist auch, dass diese Abwehrmechanismen keineswegs dysfunktional sein müssen; man unterscheidet zwischen reifen und unreifen Abwehrmechanismen, und die reifen sind gesellschaftlich und vermutlich auch für die individuelle Entwicklung durchaus erwünscht.

Wöller/Kruse definieren Abwehrmechanismen als unbewusstes Schutzsystem, mit dessen Hilfe innerpsychisch aufsteigende bedrohliche Wünsche und Affekte vom Bewusstsein ferngehalten und an ihrer Realisierung gehindert werden (Wöller/Kruse 2010, S. 200).

Definitionsversuch: Heute werden – viel umfassender als bei Freud – unter Abwehrmechanismen bewusste und/oder unbewusste seelische Reflexe verstanden, mit denen bewusste und/oder unbewusste Angst, Schuld, Scham, Niedergeschlagenheit, Dissonanzen und Konflikte abgewehrt, kompensiert bzw. bewältigt werden, mit dem Ziel, das seelische Gleichgewicht und/oder den Status quo zu erhalten. Abwehrmechanismen richten sich gegen das Bewusstwerden seelisch schmerzlicher oder gefährlicher Impulse, Erinnerungen und Gefühle. Abwehr ist auch ein Versuch, Konflikte zu umgehen. Die Abwehr kann in diesem Sinne gelingen, manchmal tut sie es aber auch nicht, und es bleibt beim Abwehrversuch. Die Abwehr ist oftmals unbewusst, kann aber auch bewusst sein, insbesondere die höheren Abwehrmechanismen. Das Bewältigungsbegehren umfasst aktive Handlungsschritte (Suche nach Unterstützung), kognitive Prozesse und emotionale Entlastungsreaktionen. Bewältigungsmechanismen werden eher bewusst, absichtsvoll und zielgerichtet eingesetzt. Tendenziell unbewusste Abwehr- und tendenziell bewusste Bewältigungsprozesse sind sich ergänzende Regulationsvorgänge, die dazu dienen, die psychische Funktionsfähigkeit zu erhalten, auch unter stark belastenden Bedingungen.

7.2.1 Tabelle Abwehrmechanismen

Es ist recht einfach, anhand der folgenden Liste sich die auf den Patienten passenden Abwehrmechanismen herauszusuchen (Quellen am Schluss der Tabelle).

Tabelle 4 Übersicht Abwehrmechanismen

Abwertung / Entwertung ****	Abwertung des anderen: Oft gezielt (auch öffentlich) eingesetzt in Streits und Auseinandersetzungen (auch politisch), aber auch innerpsychisch im Stillen; Sonderform: Mobbing. Dient der Stabilisierung oder Aufwertung des Selbst. Selbstabwertung: Ausdruck eines Minderwertigkeitskomplexes. Mittleres bis geringes Integrationsniveau
Affektisolierung **	Abtrennung von Gefühlen und Emotionen von dazugehörenden Gedanken und Erinnerungen; beides wird wahrgenommen, aber nicht als zusammengehörig empfunden. Gefühle bleiben ausgespart (unreife Abwehrform)

Aggression *	präventive, vorbeugende Aggression und Gegenwehr, oft verbunden mit ungerechtfertigten Beschuldigungen und Verdächtigungen; dient der Angst- und Kritikabwehr oder der Abwehr eines schlechten Gewissens (primitiver Mechanismus)
Aggression, passive ******	Resignative Position (Zynismus, Weltverdrossenheit, Misanthropie) bei gefühlter Bedeutungslosigkeit (Gefühl des Abgehängtseins); Scheu vor direkter Konfrontation, stattdessen Durchsetzen eigener Ziele auf indirektem Weg
Aggressionshemmung *	Nicht im Sinne von Destruktion, sondern fehlender Mut etwas anzupacken, sich (für sich, für andere) einzusetzen; dient Abwehr von Schuldgefühlen und von Angst (vor Strafe)
altruistische Wunschabtretung *	Angst vor Liebesverlust wird gebannt durch altruistische Zuwendung zu anderen bei gleichzeitiger Missachtung eigener Bedürftigkeit (reifere Abwehrform?)
Askese, sexuelle	(eingeführt von Anna Freud) Abwehr (evtl. unkontrollierbarer) triebhafter Impulse
Bagatellisieren *	Kleinreden von Problemen (um sich nicht mit ihnen beschäftigen zu müssen, weil überfordernd); Gegenteil: dramatisieren, um Probleme durch Aufmerksamkeit zu lösen (verwandt der theatralischen Hysterie)
Depersonalisation / Derealisation ****	Die Wahrnehmung des eigenen Körpers oder der Umwelt wird verändert bzw. als unwirklich erleben, um Schaden für sich zu verhüten
Depression *	Seelischer Rückzug als Schutzreflex gegen und Ablenkung von allen Unverträglichkeiten. In anderen Formulierungen ist Depression eine Triebvermeidung. Gilt nicht für die endogene Depression, aber es wird diskutiert, ob überhaupt noch zwischen endogener und exogener Depression unterschieden werden kann

Dissoziation ***	Abspaltung oder Ausblendung von Unerträglichem aus der Wahrnehmung zum Zwecke des Selbstschutzes und der Beherrschung. Körperliches Dissoziationserlebnis hat offenbar nicht diese Funktion
Dramatisierung / Emotionalisierung ****	Emotionale Übermäßigkeit; häufige Verwendung von Superlativen und Wiederholungen; Abwehr innerer Leere, Selbstaufwertung der Person, Aufmerksamkeitsgewinnung aus Furcht, gar nicht oder nicht genügend beachtet zu werden
Idealisierung *	unrealistische Überbewertung von Personen zum Zweck der Angstabwehr. Gegenteil: Abwertung
Identifikation / Identifikation mit dem Aggressor	Erhöhung des eigenen Selbstwertgefühls durch Identifikation mit einer Person oder Institution, die einen höheren Rang besitzt. Auch: Identifizierung mit dem Angreifer, indem man ihm ähnlich wird. Verständnis für aggressives Verhalten Anderer
Identifikation, projektive **	Dem Anderen werden bestimmte Eigenschaften oktroyiert oder ihm induziert, um ihn unter Kontrolle zu halten. Jungclaussen: Manipulative Verlagerung unerträglicher Selbstaspekte in den Anderen, der sich damit identifiziert und dann danach handelt (unreife Abwehrform). Das Subjekt ist Opfer, welches die Zuschreibung annimmt
Inkorporation ****	Aufgenommenes Nahrungs- oder Suchtmittel steht stellvertretend für vermisstes Objekt; Suchtverhalten; vorübergehende Bedürfnis- und Affektentlastung
Intellektualisierung **	Emotional bedeutsame Impulse oder Konflikte werden durch theoretisch-distanziertes Analysieren ihres gefühlsmäßigen Anteils beraubt (reifere Abwehrform)
Introjektion	Einverleibung äußerer Wertorientierungen in die Ich-Struktur; daher muss man sie als Individuum nicht mehr als Drohungen von außen erleben (unreife Abwehrform)
Ironie *	Sarkasmus, witzeln, herunterspielen, albern und unernst sein: Ablenkungsmanöver, um Scham, Angst und Schuld niederzuhalten und

	Überlegenheitsgefühl aufrecht zu erhalten
Klagen ****	Hilfe zurückweisendes Klagen; Klagen ohne zu handeln; Hilfe nicht-annehmen können (strukturelles Defizit). Funktion: Bestätigung des pessimistischen Weltbildes. Ursache: Wertlosigkeitsgefühl oder erlernte Hilflosigkeit
Kompensation	Schwäche (Minderwertigkeitsgefühle) wird durch Überbetonung eines erwünschten Charakterzuges verhüllt. Frustration auf einem Gebiet wird durch übermäßige Befriedigung des Bedürfnisses auf einem anderen Gebiet kompensiert
Konfliktvermeidung *	Konfliktvermeidung durch Rückzug, Ausweichen, Schweigen oder Flucht; nicht zu verwechseln mit Regression. Siehe auch Prokrastination
Kontraphobie *	Kontraphobisches Verhalten: übertrieben mutiges Verhalten, Aufsuchen von Gefahren, Negation von Gefährlichkeit, Draufgängertum, bedenkliche Unbekümmertheit; dient der Abwehr von verpönten ängstlich-depressiven Anteilen
Konversion *	Konflikte werden nicht in ihrer eigentlichen Gestalt wahrgenommen und führen auf Dauer zu körperlichen Reaktionen und Symptomen mit *erkennbarem* Symbolgehalt. Im Grunde ist auch Konversion eine Verdrängung bedrohlicher Vorstellungen (seltene Abwehrform)
Kritikabwehr *	Jegliche Kritik, auch berechtigte, prallt ab und wird aggressiv zurückgewiesen, stattdessen werden alle Probleme beim Gegenüber gesehen. Ich muss immer gut sein, ich darf keine Fehler machen. Oft verbunden mit Entwertung anderer (primitive Abwehrform)
Leistungsstreben *	Übertrieben erscheinendes Leistungsstreben und Einsatzbereitschaft unter Vernachlässigung eigener Bedürfnisse; chronische Selbstüberforderung mit der Gefahr von Burnout

Magisches Denken ***	Man bildet sich eine besondere Form von Kausalität zwischen Dingen oder Ereignissen ein; animistisches Denken (Glaube an übernatürliche Kräfte) (unreife Abwehrform)
Narzisstischer Rückzug ****	Das Suchen von Pseudokontakte und Pseudoidentitäten in Computerspielen
Omnipotenzphantasie ****	Bedürfnis nach Grandiosität und Unverletzlichkeit auf der Grundlage von schmerzhafter Schüchternheit; unreifer Abwehrmechanismus; geringes Integrationsniveau
Opferhaltung *	Verhindert Analyse und adäquate Reaktion auf die Situation; man verbleibt im malignen Zustand
Panik *	Ausweichen in einen unverantwortlichen Zustand, um sich nicht mit bedrohlichen Anteilen der Realität auseinandersetzen zu müssen; evtl. aber auch eine unverstandene, heftige endogene körperliche Sensation
Phantasie / Tagträumerei	Befriedigung frustrierter Wünsche durch Vorstellung ihrer imaginären Erfüllung (Tagträume u. ä.) (reifere Abwehrform); nicht zu verwechseln mit Wahn
Progression ***	Flucht nach vorn (Gegenteil von Regression) (reifere Abwehrform)
Maligne Partnerwahl *	dysfunktionale Partnerwahl nach dem Muster der Eltern oder aufgrund anderer spezifisch verarbeiteter Erfahrungen
Projektion	Übertragung der Missbilligung eigener Unzulänglichkeiten und Wünsche, die gemeinhin als unmoralisch gelten, auf andere. Jungclaussen: eigene unangenehme Anteile werden bei anderen wahrgenommen und ihnen zugeschrieben (unreife Abwehrform). Das Subjekt ist Täter, der über den anderen etwas behauptet
Prokrastination *	Ausweichen vor wichtigen Aufgaben, aufschieben, Verweigerung, auffallende Müdigkeit

Putzfimmel *	Übertriebene Reinlichkeit zur Abwehr von (verbotener) Vitalität, Sexualität, Kleinheitsgefühlen, Verlustängsten u.ä.
Rationalisierung	Man versucht sich dabei einzureden, dass das eigene Verhalten rational, d.h. verstandesmäßig begründet ist, um damit dieses Verhalten vor sich und anderen zu rechtfertigen (Lebenslügen) (reifere Abwehrform)
Reaktionsbildung	Angstbesetzte Wünsche werden dadurch vermieden, dass sie quasi in ihr Gegenteil verkehrt werden. Dabei werden diese gegenteiligen Absichten und Verhaltensweisen so sehr überbetont, dass sie einen Schutzwall gegen den Versuch dienen, die angstbesetzten Wünsche zu befriedigen (z.B. statt schimpfen besonders nett sein) (reifere Abwehrform)
Rechthaberei *	Abwehr irritierender Informationen anderer Personen, die das eigene Selbst zu bedrohen scheinen (unreif); Abwehr von Angst; Angst vor Beschämung und Entlarvung
Regression	Rückzug auf eine frühere Entwicklungsstufe in der Persönlichkeitsentwicklung mit einfacheren, primitiveren, kindlicheren Reaktionen und in der Regel auch tieferem Anspruchsniveau (unreife Abwehrform)
Somatisierung **	Konflikte werden nicht in ihrer eigentlichen Gestalt wahrgenommen und führen auf Dauer zu körperlichen Reaktionen und Symptomen *ohne* direkten Symbolgehalt (siehe auch Konversion); Anspannung wird in ein körperliches Symptom überführt; vorherige somatische Abklärung muss ohne Befund sein
Sucht *	Konflikte, Sehnsüchte oder unerreichbare Ich-Ideale werden mit Süchten verdrängt und niedergehalten
Spaltung **	Andere oder das Selbst werden in Gut und Böse aufgeteilt. Man schwankt zwischen beiden; der oder das Gute wird idealisiert, der Böse abgewertet. Weitgehend identisch mit Idealisierung/Entwertung, wobei immer nur eine Seite wahrgenommen wird (unreife Abwehrform)

Sublimierung	Nicht erfüllte (sexuelle) Bedürfnisse werden durch Ersatzhandlungen befriedigt, die von der Gesellschaft akzeptiert sind (z.B. Sport) (reife Abwehrform)
Teleologisches Denken *	unterstellt eine Absicht dem uns begegnenden Chaos. Der nächste Schritt und eine Verschärfung des teleologischen Denkens ist der Vorsehungsglaube oder Vorsehungsgedanke (unreife Abwehrform)
Ungeschehen machen	Entwicklung eines Sühneverlangens für unmoralische Wünsche und Handlungen, um diese damit aufzuheben (unreife Abwehrform)
Wendung v. Aggression gg. das Selbst **	Aggressive Impulse werden nicht gegen andere, sondern gegen sich selbst gerichtet (Selbstverletzung; Exzessivität; Hochrisikoverhalten; einige Autoren sehen auch die Depression als gegen sich gerichtet)
Verdrängung	Das Eindringen unerwünschter und/oder gefährlicher Impulse in das Bewusstsein wird verhindert, indem diese Impulse vom Bewusstsein in das Unbewusste abgedrängt werden. Dort können sie allerdings ohne Wissen des einzelnen zum Motor von so genannten Ersatzhandlungen oder Vorstellungen werden (Träume, Fehlleistungen). Es gibt aber auch das bewusste Verdrängen, um Unangenehmes oder Schmerzliches in Schach zu halten (reifere Abwehrform)
Verleugnung	Schutz vor Unangenehmem durch die Weigerung, es überhaupt zur Kenntnis zu nehmen (unreife Abwehrform); Verleugnung eigener Bedürfnisse
Vermeidung ***	Schutz vor Unangenehmem oder Unerreichbarem durch Ausweichen oder Zögern. Den leichteren Weg gehen oder gar nichts tun (siehe auch Prokrastination)
Verschiebung	Aufgestaute, meist feindselige Gefühle werden auf Objekte entladen, die weniger gefährlich erscheinen als diejenigen, von denen die Erregung dieser (feindseligen) Gefühle ursprünglich ausgeht

Vorurteil / Ressentiment *	Vorschnelles, ungeprüftes Urteilen zur Abwehr von bedrohlicher Komplexität der Realität
Zufall, Verleugnung des - *	Unrealistische Annahme eines Planmäßigen, Gewollten und Vorgesehenen im Geschehensablauf zur Abwehr des Gefühls des hilflosen Ausgeliefertseins
Zwangshandlungen *	Bestimmte Handlungen und Rituale geben unzulänglich Sicherheit für den nächsten Moment. Es wird zunehmend in Frage gestellt, ob Zwangshandlungen eine psychische Funktion haben; sie scheinen eher einem hirnphysiologisch erklärbaren Wiederholungszwang geschuldet
Primärquelle: Ruch/Zimbardo (1974): Lehrbuch der Psychologie, Berlin-Heidelberg-New York, S. 368 Weitere Quellen: * eigene Einfügung G.M., Oktober 2007–August 2018; ** aus: Leichsenring, Falk et al. (2006), Lehrbuch der Psychotherapie, Bd. 2, Psychoanalytische und tiefenpsychologisch fundierte Therapie, 3. Auflage München, S. 17; *** aus: Jungclaussen, 2013, S. 51f. Die Einteilung in „reife" und „unreife" Abwehrformen stammt teilweise von Jungclaussen.	

Hinweis: Abwehrmechanismen sollten im Bericht nicht nur aufgezählt, sondern auch kurz begründet werden. Warum nimmt die Therapeutin diese Abwehrmechanismen bei dieser Patientin an? Die Abwehrmechanismen (Kompensationen) sollten bereits in der Sozialanamnese angetippt werden. Eine weitere Verfeinerung ist es, die erkannten Abwehrmechanismen als „reif" oder „unreif" zu charakterisieren.

Grundsätzlich nutzt jeder Mensch die psychischen Manöver der Abwehr, um sein Weltbild und nicht zuletzt seinen seelischen und mentalen Zustand aufrechtzuerhalten. Abwehrmechanismen sind also keine verachtenswerte bewusste oder unbewusste Handlungen, sondern wichtige Teile des menschlichen Daseins. Nehmen Abwehrmechanismen jedoch einen zu großen Teil im Leben ein oder beschränkt sich das Repertoire auf einige wenige, stereotyp verwendete Abwehrmechanismen, können daraus psychische oder körperliche Belastungen entstehen. Dann schlagen Abwehrmechanismen von einer Schutzmaßnahme in einen Belastungszustand um. Wer sich der Existenz von Abwehrmechanismen bewusst ist, kann aus diesem Wissen Nutzen ziehen für ein freieres, bewussteres Leben.

Die oben skizzierten Abwehrmechanismen sind überindividuell zu verstehen. Ihr Informationsgehalt ist gering, weil abstrakt. Aussagekräftiger kann die Beschreibung individualspezifischer Abwehrformen sein, die Menschen entwickelt haben, um sich unerwünschter Inhalte zu entledigen (zum Beispiel Arbeitswut, sexuelle Abenteuer, exzessiver Sport, weltanschauliche, religiöse und politisch begründete Einstellungen usw.) (Deneke 2013, S. 203). Der Einzelne kann sehr erfinderisch sein, um sich unliebsamen Wirklichkeitsaspekten nicht stellen zu müssen.

7.2.2 Fallbeispiel

Beispiel 6 für eine Traumaabwehr

Ein ca. 40-jähriger Mann kommt in Therapie, weil sein Leben durcheinandergeraten ist. Er ist verheiratet und lebt zusammen mit seiner Frau und einer 15-jährigen Tochter. Er hat sich in eine andere Frau verliebt, sich in eine Affäre mit ihr verstrickt und befürchtet nun, dass er seine Familie verliert und diese zugrunde richtet. Mit seiner Ehefrau verrennt er sich in tägliche Konflikte, er fühlt sich von ihr missverstanden und verletzt, ein intimes Leben ist kaum mehr denkbar. Mit der neuen Frau erlebt er paradiesische Stunden, noch nie hat er sich so gehen lassen können, noch nie hat er diese Dimension von Nähe und Geborgenheit erlebt. Er ist glücklich und verzweifelt, er will seine Familie, aber auch seine Geliebte nicht verlieren.

Es lässt sich auf der Gegenwartsebene alles verständlich erklären: So, wie er seine Frau schildert, versteht man seine Verärgerung, seinen Überdruss. Wenn er begeistert von seiner einfühlsamen Geliebten erzählt, möchte man ihn ermuntern, den Schritt aus seiner als Sackgasse erlebten Lebenssituation zu wagen und ein neues Leben zu beginnen. Doch welche Zweifel haben ihn in die Therapie gebracht und welche Rolle spielen in dieser Situation verborgene Übertragungen und Gegenübertragungen?

Als vierjähriger Junge wurde er während mehrerer Monate von seinen Eltern, die eine Weltreise unternahmen, getrennt. Er lebte während jener Zeit bei Verwandten. Die Eltern fanden ihn nach ihrer Rückkehr als verändertes Kind vor, als schwierig, verschlossen und widerspenstig. Sie waren aber nie in der Lage, diese Veränderungen als Mitteilung an sie zu verstehen, vielleicht als Protest und als Hinweis darauf, dass etwas in ihm zerbrochen war. – Es gab im Leben dieses Mannes noch eine zweite gravierende Trennungsgeschichte. Als Adoleszenter, also etwa im aktuellen Alter seiner Tochter, erkrankte seine Mutter schwer und starb nach einer längeren Leidenszeit. Beide Geschichten waren, wie erwähnt, vom Thema Trennung geprägt und sie tauchten interessanterweise schon kurz nach Beginn der Behandlung auf. Ihre Fakten waren noch präsent, doch Gefühle des Verlassen- und Verlorenseins oder der Angst waren damit keine verknüpft. Sie hatten nie Eingang in einen psychischen Verarbeitungsprozess gefunden und blieben, darauf deutete seine aktuelle Lebenssituation hin, nach wie vor eine latente Bedrohung. Ein drittes Trennungsthema betraf seine adoleszente Tochter und ihr Bedürfnis, mehr Autonomie und Freiheit zu gewinnen, z. B. bei ihrem Freund zu übernachten und sich allmählich von ihren Eltern abzulösen.

„Können Sie sich vorstellen", fragte ich ihn, „dass die beginnende Ablösung der Tochter und die erwähnten Trennungsgeschichten an der Regie des aktuellen Ehekonflikts beteiligt sind? Dass unerledigte Geschichten im Sinne eines Wiederholungszwangs immer wieder nach einer Neuinszenierung im aktuellen Leben drängen? Wäre es denkbar, dass die neue Lebenssituation mit Ihrer Tochter die von Ihnen erwähnten Trennungsgeschichten berührt und Sie befürchten, erneut in eine bedrohliche Situation des Verlassenen gedrängt zu werden?" Ich wage diese Frage zu stellen, nachdem der Patient von einer halbvertrockneten, absterbenden jungen Pflanze geträumt hat, von einer Pflanze, die einem heftigen Sturm ausgesetzt ist und die er aus eigener Initiative in einen Zusammenhang mit dem von den Eltern verlassenen Kind bringt.

Wenn der Mann die Familie verlässt, gerät seine Frau in die gefürchtete Situation, sie ist dann die Verlassene, Entwertete und Betrogene. Mit anderen Worten: Die Abwehr der drohenden Wiederkehr traumatischer Gefühle gelänge mit Hilfe einer projektiven Übertragung, seine Frau bekommt die Rolle des in ihm abgespaltenen verlassenen Kindes, sie soll mit den unerträglichen Gefühlen zurechtkommen. Wobei sie auch noch zum Opfer einer anderen Übertragung wird, er erlebt mit ihr die gleichen unlösbaren Konflikte, wie er sie mit seiner Mutter ausgetragen hat, er kann auch von ihr nicht verstanden werden. Die prätraumatische frühe Mutter, also die Mutter, die ihn noch nicht verlassen hat, findet er in seiner neuen Geliebten, mit der er, mindestens auf Zeit, eine noch ungetrübte frühe Geborgenheit und Verschmelzung erleben kann.

Die Lebenssituation seiner Tochter hat ... möglicherweise als Trigger oder Auslöserin gewirkt, sie hat die bedrohliche Krankengeschichte der Mutter in seinem Unbewussten aktiviert und an die damit verbundene Hemmung erinnert, den Weg eines Adoleszenten zu gehen und von zu Hause aufzubrechen. Diesen verpassten Aufbruch versucht er nun nachzuholen, indem er seine Frau verlassen und sich in die adoleszente Rolle eines frisch Verliebten stürzen will.

Die Rollenumkehr, von der vorhin im Zusammenhang mit seiner betrogenen Frau die Rede war, gehört zu den wichtigsten Manövern der Trauma-Abwehr; die Neuinszenierung unverarbeiteter Geschichten, wie wir sie in unserem Beispiel zu erkennen glauben, verspricht neue Lebensmöglichkeiten und die Überwindung alter Brüche in der seelischen Entwicklung. Voraussetzung zur Integration der erwähnten Traumatisierungen wäre statt der projektiven, traumatisierenden Übertragung auf seine Frau, also statt einer unreflektierten Wiederholung allerdings eher die Verarbeitung der panisch gefürchteten Gefühle des Verlassen- und Verlorenseins, die mit Hilfe einer therapeutischen Unterstützung für den erwachsen Gewordenen besser zu ertragen sind als damals für das Kind und den Jugendlichen.

Quelle: Holderegger 2014

7.3 Musterbildung und Denkschemata

Abwehrmechanismen können auch als zeitstabile *Muster oder Schemata* zur Bewältigung von Lebensschwierigkeiten aufgefasst werden. Diese Dynamik ist den meisten nicht bewusst. Sie leben in der Selbstverständlichkeit des ihnen Bekannten.

In der Tiefenpsychologie ist viel von Mustern – vor allem Beziehungsmustern – die Rede. Man kann nach Deneke unterscheiden (2013, S. 189ff.):

- Motivationale Erfahrungsmuster (Wünsche, Bedürfnisse, Triebe, Bestrebungen)
- emotionale Erfahrungsmuster (welche Gefühle beherrschen die persönliche Lebensgeschichte?)

- interaktionelle Erfahrungsmuster prägen die Weltsicht eines Menschen am nachhaltigsten
- somatosensorische Erfahrungsmuster (beispielsweise Schmerzen)
- Fantasien zur eigenen Person (auch kompensatorische)
- Handlungs- und Planungsmuster
- Reflektion- und Bewertungsmuster
- Gewissen und Ideale („Über-Ich")
- Selbstrepräsentanzen (wer bin ich? Vorstellungsbilder von sich selbst)
- Objektrepräsentanzen
- Identifikation und Gegenidentifikation.

Die Erfahrungsmuster bilden generalisierte Reaktionsmuster. Manche Psychologen sprechen von Schemata. Diese sind dynamisch, d.h. nicht stabil, vielmehr langfristig veränderbar über die Lebensspanne.

Die Musterbildung ist so weit verbreitet (ubiquitär), dass es verschiedene Begriffe für diese Tatsache gib. Die Begriffe liegen inhaltlich nahe beieinander, wenngleich sie immer etwas leicht anderes ausdrücken: Denk- und Empfindungsmuster, Heuristiken, Schemata, Stereotypen, Grundüberzeugungen, Vorurteile, unbewusste Erwartungen etc.

Die Entstehung von Mustern bzw. Schemata ist immer ein Prozess der psychischen Selbstorganisation, die wesentlich mit auf unbewussten Mechanismen der dynamischen Selbstorganisation des Gehirns beruht. Nach einer bewussten Entscheidung für ein Gedanken- oder Handlungsschema wird der Therapeut manchmal vergeblich suchen.

Die *Schematherapie* (Roediger 2016) widmet sich explizit den Schemata und lebensgeschichtlichen Mustern. Sie geht davon aus, dass es bestimmte erlernte Grundschemata gibt, die darauf abzielen, einige seelische Grundbedürfnisse zu befriedigen und hierzu das Verhalten von Menschen steuern. Diese Schemata können dysfunktional werden und bedürfen evtl. der Korrektur. Schematherapeuten sind darauf trainiert. Ist es nicht bedenklich, eine Psychotherapie auf einem einzigen psychischen Detail aufzubauen?

Tabelle 5 Verzerrte Denkschemata nach Saß

Cluster A: sonderbares, exzentrisches Verhalten
Paranoid: „Ich kann niemandem vertrauen. Andere versuchen, mich zu manipulieren und auszunutzen, sie wollen mich erniedrigen und verärgern."
Schizoid: „Es geht mir besser, wenn ich alleine bin. Beziehungen bringen Verwirrung mit sich. Was andere über mich denken, ist gleichgültig."
Schizotypisch: „Wenn fremde Menschen mich ansprechen, ist dies sehr unangenehm. Wenn sie miteinander sprechen, wollen sie mich nicht dabei haben."
Cluster B: emotionales, dramatisches und launisches Verhalten
Dissozial: „Andere sind schwach und verdienen es, dass man sie ausbeutet. Wir leben in einem Dschungel, in dem der Stärkste überlebt."
Borderline: „Die Welt ist gefährlich und böse. Ich bin hilflos und machtlos, von Natur aus unakzeptabel und kann meine Gefühle nicht kontrollieren."
Histrionisch (hysterische): „Wenn andere mich nicht mögen oder bewundern, bin ich ein Nichts. Gefühle sind viel wichtiger als rationales Denken und Planen."
Narzisstisch: „Keiner hat das Recht, mich zu kritisieren. Da ich anderen überlegen bin, habe ich das Recht auf besondere Behandlung und Privilegien."
Cluster C: ängstlich-furchtsames Verhalten, schnelle Erschöpfung
Vermeidend-selbstunsicher: „Ich sollte Situationen, in denen ich Aufmerksamkeit errege, aus dem Weg gehen. Die Bloßlegung meiner Unsicherheit wäre unerträglich."
Dependent (abhängig): „Ich bin hilflos, wenn ich mir selbst überlassen werde. Ich kann keine Entscheidungen treffen, darf meine Helfer auf keinen Fall kränken."
Zwanghaft: „Wenn ich mich nicht 100%ig an meine Prinzipien halte, versinke ich im Chaos. Ich muss meine Gefühle immer unter Kontrolle halten."

Quelle: Saß 1999, in: Helmchen, Henn, Lauter, Sartorius (Hrsg.), Bd. 1, S. 275-330

7.4 Traumata

Neben der Konflikt-Perspektive ist die Trauma-Perspektive die älteste in der Entwicklung der Tiefenpsychologie. Es geht zunächst um mögliche Traumata in der Kindheit. Darauf konzentrierte sich Freud. Für ihn war der kindliche Ödipuskonflikt mit dem Trauma der Enttäuschung der Kern jeder Neurose. Der Junge kann nicht die Mutter besitzen, das Mädchen nicht den Vater. Es wurde schon betont, dass das Ödipus-Trauma nicht ubiquitär ist, sondern Zeichen einer bereits neurotischen Entwicklung.

Freuds enges Traumamodell ist seit langem ergänzt um aktuelle, einmalige oder chronische Traumata in der Familie ebenso wie Traumata durch schwere Unfälle, Naturkatastrophen oder äußere Gewalt. Liegt ein Trauma vor, treten andere Perspektiven wie die ich-strukturelle oder die Konfliktperspektive zurück. Es hat dann auch wenig Sinn, nach „aktuell wirksamen unbewussten Konflikten" zu suchen.

Ein Trauma ist ein Ereignis, das in seiner Intensität die Verarbeitungskapazitäten übersteigt. Es liegt jenseits aller bisherigen Vorstellungen und geht mit einer emotionalen Überflutung und kognitiver Verwirrung einher. Es kann von einigen nicht verarbeitet werden, es bleibt unintegriert wie ein Fremdkörper.

Wegen der primären Assoziationstätigkeit des teilautonomen Gehirns können schon sehr geringe Reize das Trauma und die beteiligten Affekte reaktivieren und ins Bewusstsein holen (Panik, Verzweiflung, vegetative Erregung und Wiedererleben der Situation). Die Pathologie kann als eine im Prinzip sinnvolle Reaktion auf eine überwältigende Einwirkung verstanden werden. Das kann von Scham- und Schuldgefühlen entlasten. Selbstverständlich schließt das Traumamodell andere Perspektiven nicht aus; ein Trauma kann Beschädigungen der Ich-Struktur oder der Beziehung zu wichtigen Bezugspersonen zur Folge haben.

Dieses Konzept hat sich sehr weit vom Freud'schen Modell des frühkindlichen Ödipus-Traumas entfernt. Es gibt definitiv nicht das absolut Unbewusste mit seinen verdrängten Inhalten, wie Freud annahm. Die Flashbacks sprechen dagegen.

Ob in der Therapie ein Trauma konfrontierend aufgedeckt oder schützend eingekapselt werden soll, kann der Therapeut nur in intimer Kenntnis des Patienten entscheiden. Die Traumaperspektive bedeutet auch nicht, alle Lebensbereiche des Patienten auf dieses eine abrupte oder chronische Ereignis zu reduzieren oder ihnen die Verantwortung für ihre weitere Lebensgestaltung zu nehmen (Wöller/Kruse 2010, S. 45/46). Die Verläufe sind so unterschiedlich, weil jedem Menschen unterschiedlich ausgeprägte innere Bewältigungsressourcen und äußere Hilfsangebote zur Verfügung stehen.

Leichsenring (2006) spricht ganz in meinem Sinne, wenn er betont:

> *Neben der klassischen Entstehungsweise einer neurotischen Störung, die definitionsgemäß als Folge der Wiederbelebung eines früheren Konflikts angesehen wird, können seelische Störungen jedoch auch bei bislang unbelasteten Menschen durch extreme von außen kommende Traumatisierungen auftreten, die das ansonsten ausreichende Bewältigungspotenzial überfordern. In diesen Fällen kommt es nicht zu einer Reaktivierung eines früheren Konfliktes. ... Entsprechend muss sich die Psychodynamik bei Patienten mit Belastungsstörung mehr auf das aktuelle Trauma ... konzentrieren. Konflikte spielen zwar auch bei diesen Patienten eine Rolle, stellen jedoch meist nicht das Zentrum der Psychodynamik dar.* (Leichsenring 2006, S. 21)

Sollte also ein Gutachter bei einer PTBS auf die Konfliktdynamik bestehen, so darf der Therapeut das zurückweisen. Die Konfliktperspektive ist keinesfalls die einzige.

Erkenntnisse über die Wirkung realer Traumata (angefangen beim *shell shock* im Ersten Weltkrieg bis hin zur PTBS im Vietnam-Krieg) zeigen, dass diese keineswegs mehr allein intrapsychisch betrachtet und behandelt werden dürfen. Akute Belastungssituationen überfordern wie Traumata die inneren und äußeren Belastungsressourcen. 1980 wurde die „posttraumatische Belastungsstörung" in den USA im Lichte der Erfahrungen des Vietnam-Krieges in den Katalog der medizinisch anerkannten Symptomatiken aufgenommen.

Was Traumen betrifft, wird differenziert in kumulative Traumata (z.B. wenig einfühlsame Eltern, die auf Entwicklungsbedürfnisse des Kindes nicht eingehen können), Individuationstraumata (die Ablösung und Individuation gelingt nicht oder wird verhindert), Verlusttraumata (wenn ein Elternteil oder ein Geschwister krank wird oder stirbt), universelle Traumata (wie die Geburt eines Geschwisters, die Entdeckung des Geschlechtsunterschieds), existentielle Traumata (wie das Gewahrwerden von schwerer Krankheit oder des Sterbens) sowie sexuelle und körperliche Traumata aufgrund von Missbrauch und Misshandlung.

Traumafolgen zeigen sich in ihrer Ausformung ähnlich, unabhängig davon, ob es sich um frühe Traumata der Kindheit oder um aktuelle Ereignisse handelt: Störungen der

Affektregulation wie Wut oder Rückzug, Bewusstseinsveränderungen wie Unwirklichkeitsempfinden, gestörte Selbstwahrnehmung wie das Gefühl, stigmatisiert zu sein, gestörte Wahrnehmung des Täters, etwa die Zuschreibung von Allmacht, Beziehungsprobleme wie Misstrauen und Rettersuche sowie Veränderungen des Wertesystems, etwa der Verlust fester Glaubensinhalte. Eine nicht zu verändernde katastrophale Situation erschöpft das Ich, für gesundes Wachstum ist dann kein Platz mehr.

7.5 Beziehung

Die traditionelle orthodoxe Psychoanalyse hatte sich weitgehend auf die innerpsychische Dynamik konzentriert; Freud interessierte vornehmlich der innere Prozess des Patienten, seine Konflikte, Wünsche, Frustrationen, Träume, Motive und Reaktionsformen. Doch schon Alfred Adler war klar, dass die seelische Innenwelt maßgeblich von den Menschen der Umgebung (in erster Linie Vater und Mutter) mitgestaltet wird. Es erscheint seltsam überflüssig, darauf hinweisen zu müssen, wie sehr Symptome in der Bezogenheit zu anderen Menschen entstehen.

Im Rahmen der Psychoanalyse haben Objektbeziehungstheoretiker wie Otto Kernberg die Brücke zwischen intrapsychischer und interpersoneller Sicht geschlagen, während für die Individualpsychologie diese Sicht von Anfang an die „natürliche" und naheliegende war. Unter dem Begriff Objektbeziehungstheorie werden unterschiedliche Ansätze zusammengefasst, denen gemeinsam ist, dass sie die zentrale Bedeutung der frühen Mutter-Kind-Beziehung und der Vorstellungen des Kindes über sich und seine Bezugspersonen für die spätere Beziehungsgestaltung und für die Persönlichkeitsentwicklung herausstellen. Der Begriff „Objektbeziehung" zeigt noch die psychoanalytische Distanz zur Mutter, die in der Literatur kaum als reale Person erkennbar wird.

In der psychodynamischen Diagnostik geht es um alle relevanten Beziehungen des Patienten (manchmal einschließlich eines geliebten Haustieres), ihre Geschichte und ihren gegenwärtigen Stand. Eventuelle Konflikte mit diesen Personen spielen eine wichtige Rolle in der Pathogenese. Für die Diagnose sind in etwa folgende Fragen relevant (die im Weiteren zusätzlichen Aufschluss geben können über die Psychodynamik):

- Waren Mutter und Vater oder suffiziente Ersatzpersonen ausreichend verfügbar?

- Hatten diese die Voraussetzung für eine konstante, liebevoll-empathische und die primären Bedürfnisse befriedigende Haltung?
- Oder erlitt der Patient frühe Verluste, Mangelerfahrungen und Traumatisierungen, welche die Konstituierung eines stabilen Selbst und der Objektkonstanz behinderten?
- Fand Überversorgung, Überbesorgtheit und Verwöhnung mit der Behinderung der Autonomieentwicklung statt? Fand eine angemessene Triangulierung statt?
- Führte die Position in der Geschwisterfolge zu einer erheblichen Benachteiligung?
- Wie war die Geschwisterrivalität?
- Wie war die Beziehung der Eltern?
- Gab es irritierende Bündnisse über Hierarchiegrenzen hinweg, zum Beispiel: die Mutter mit ihrem Sohn aus erster Ehe gegen den Stiefvater und dieser mit der gemeinsamen Tochter gegen die Mutter und den Stiefsohn?
- Taugten die Eltern als Vorbild für die Identifizierung?

Quelle: Boessmann 2008

Spätere wichtige Bezugspersonen können Schwiegereltern, Vorgesetzte und natürlich eigene Kinder sein. Es ist hilfreich zu sehen, ob und wie der Patient mit ihnen interagiert.

John Bowlby und Mary Ainsworth wurden ab etwa 1950 in London Pioniere der Bindungsforschung. Die Psychoanalyse lehnte seine Theorie zunächst vehement ab. 1952 kam es zum Eklat zwischen J. Bowlby mit der Psychoanalytischen Gesellschaft in England, als er in einem von seinem Mitarbeiter James Robertson gedrehten Film, *A two year old goes to Hospital*, ein trauriges und kummervolles Mädchen zeigte, das ins Krankenhaus gekommen war und dort, wie es weltweit bei der Behandlung von Kindern in Krankenhäusern üblich war, in gänzlicher Abtrennung von ihren Beziehungs- und Bindungsfiguren einem massiven Verlusterleben ausgesetzt war.

Bowlby und Ainsworth formulierten vier Haupt-Bindungstypen.

Tabelle 6: Bindungstypen nach Bowlby und Ainsworth

Sicher gebunden: Verzweifelt bei Trennung, rasch beruhigt nach Wiedervereinigung, frei und stark explorierend im Spiel, häufige Kontaktaufnahme zur Mutter (ca. 58-66 % der beobachteten Kinder)

Unsicher-vermeidend: nicht traurig bei Trennung und desinteressiert bei Rückkehr der Mutter, im Spiel gehemmt, wenig bis keine Kontaktaufnahme zur Mutter (20-30/35 %)

Unsicher-ambivalent: traurig nach der Trennung, nach Rückkehr schwankend zwischen wütender Abwendung und engem Kontakt, lassen sich kaum beruhigen (8-10 %)

Unsicher-desorganisiert (hinzugefügt von Main & Solomon 1990): bei Trennung und nach Wiedervereinigung wie gelähmt, widersprüchliches Verhalten (2-5 %)

Wie lässt sich das für die Diagnostik umsetzen? Welche Bindungsqualitäten lassen sich für den konkreten Patienten als Arbeitshypothese erkennen?

- Der Pat. konnte früher als Kind aufgrund seines Vertrauens in die elterliche Zuverlässigkeit seine positiven und negativen Gefühle zeigen und Explorations- und Bindungswünsche ausgewogen erleben (sichere Bindungsqualität).
- Der Pat. hat als Kind die Erfahrung gemacht, dass er zurückgewiesen wurde, wenn er die Bindungsperson benötigte oder negative Gefühle äußerte. Traurigkeit und Stress während der Trennung mussten unterdrückt werden. Das Explorationsverhalten ist auf Kosten des Bindungsverhaltens überaktiviert (unsicher-vermeidende Bindungsqualität).
- Der Pat. hat als Kind nur ein eingeschränktes Explorationsverhalten gezeigt, da sein Bindungsverhalten überaktiviert ist. Der Pat. äußerte früher Wut, Angst oder passive, hilflose Strategien und schwankt bei der Wiederannäherung zwischen ärgerlichem und anklammerndem Verhalten hin und her, weil es vermutlich keine sicheren Erfahrungen von Zuverlässigkeit der Bindungsfigur gab (unsicher-ambivalente Bindungsqualität).
- Der Pat. zeigte möglicherweise früher als Kind unvereinbare Verhaltensweisen, wie z. B. stereotype Bewegungen nach Aufsuchen von Nähe, Phasen der Starrheit (sog. „freezing") und Ausdruck von Angst gegenüber einem Elternteil (desorientierte/desorganisierte Bindungsqualität).

Quelle: Jungclaussen 2012, S. 6

Die beziehungsmäßigen Grundbedürfnisse sind: verlässliche Bindung; Orientierung und Kontrolle; Selbstwerterhöhung und Selbstwertschutz; Lustgewinn und Unlustvermeidung; Konsistenz und Kohärenz. Grundsätzlich kann der Mensch ungünstige

Erfahrungen in zweifacher Hinsicht verarbeiten: durch aktivierende Annäherung und hemmende Vermeidung. Je nach Erfahrung und ihrer Verarbeitung und einer immer vorhandenen, aber kaum jemals klar erkennbaren Grunddisposition reagierte das Individuum mit einem Annäherungs- oder einem Vermeidungsschema. Im ersten Fall schließt man sich optimistisch gestimmt den Mitmenschen an, um die Grundbedürfnisse befriedigt zu bekommen. In der Vermeidung werden Beziehungen ängstlich und schamhaft vermieden, um der Wiederholung früherer Bestrafungs- und Schamerfahrungen zu vermeiden. Auch das kann einem helfen. Bei einem einigermaßen gesunden Menschen werden beide Schemata in unterschiedlicher Gewichtung aktiviert sein. Sie können in der Probatorik überlegen, wie es sich bei Ihrem Patienten verhält.

7.5.1 Übertragung und Gegenübertragung

Wenn vom Beziehungsmodell die Rede ist, dann ist neben den realen Beziehungen in Familie, Freundeskreis und Arbeitswelt die Beziehung Therapeut–Patient in den Blick zu nehmen. Sie ist eine „interpersonelle Beziehung“, die wichtig oder weniger wichtig, beglückend oder gestört sein kann. *Übertragung* und *Gegenübertragung* sind Kernstücke schon des frühen Therapiegeschehens und damit der Diagnostik. Die ständige Beobachtung der Beziehung Patient-Therapeut gehört mit zum therapeutischen Prozess; die Klärung der Beziehung hat Vorrang vor Klärung der seelischen Probleme des Patienten.

Übertragung wurde in der ursprünglichen, von Freud formulierten Form als Wiederholung früherer Beziehungsformen und Beziehungserfahrungen des Patienten in dessen aktuellen Beziehungen zum Therapeuten verstanden. Die therapeutische Situation wird mit früheren Erfahrungen abgeglichen, was die Haltung gegenüber dem Therapeuten und die Erwartung an ihn strukturiert. Freud hat sie in seinen frühen technischen Schriften als Motor der Behandlung bezeichnet. Wir alle erfahren täglich, wie Zuneigung, Sympathie oder sogar Bewunderung für die pädagogische und therapeutische Arbeit förderlich sein kann, wenn die positiven Gefühle einen angemessenen Rahmen nicht überschreiten,

Mit positiven Übertragungen umzugehen, ist in der Regel kein Problem, sie schaffen eine Aura von Vertrauen, Zuversicht, Hoffnung und Offenheit. Mit negativen Übertragungen, die sich natürlich auch auf sehr frühe Erfahrungen beziehen können, zurechtzukommen, ist oft sehr schwierig, vor allem dann, wenn man ihren Inhalt und ihre Kausalität ausschließlich der Gegenwart zuordnet und entsprechend unangemessen reagiert, d. h. sich unreflektiert der Gegenübertragung ausliefert.

Die Bedeutung der Beziehung impliziert, dass die Chemie zwischen Patient und Therapeut stimmen muss, damit eine Therapie überhaupt Erfolg haben kann. Ohne Sympathie keine Heilung. Wesentliche Teile der Interaktion laufen allerdings im impliziten Modus unbewusst ab. Bei Widerstand kann es hilfreich sein, hinter dysfunktionalem Patientenverhalten die bedürftigen Anteile des Patienten zu sehen. Gelingt all dies nicht, ist es für beide Seiten besser, den Patienten zu einem anderen Therapeuten zu überweisen.

Die kalte, distanzierte Haltung des Therapeuten ist obsolet geworden. Der Therapeut darf dem Bindungsbedürfnis des Patienten entgegenkommen, beispielsweise auch außerhalb der Sitzungen den Therapeuten auf dem privaten Handy anrufen zu dürfen. Wichtig ist, dass der Therapeut nur das anbietet, was zu ihm passt, womit er ein gutes Gefühl hat. Erfahrungsgemäß machen nur wenige Patienten davon tatsächlich Gebrauch.

Dem Thema „Übertragung und Gegenübertragung“ wird in der Probatorik und Diagnostik in der Regel zu wenig Aufmerksamkeit geschenkt. Dabei wäre es für den Therapeuten wie für den Gutachter von Interesse zu überlegen, welche die Qualität der Beziehung hat. Eine milde, positive, sachliche Übertragung und Erwartung ist für den Fortgang der Behandlung positiv.

Patienten mit Persönlichkeitsstörungen auf niedrigem Strukturniveau jedoch neigen zu unreifen Übertragungen, die umfangreiche Auswirkungen auf die Wahrnehmung ihrer interpersonellen Realität haben und dadurch Anlass zu fortgesetzten Konflikten geben. In der Regel sind schwerwiegende Enttäuschung- und Kränkungsreaktionen die Folge. Unreife Übertragungen können sich außerordentlich erschwerend auf die therapeutische Beziehung auswirken und das Arbeitsbündnis bis hin zum Abbruch ernsthaft gefährden.

Hier sind einige Punkte, die zu beachten wären:

Tabelle 7: Negative therapeutische Übertragungen

- Bei Persönlichkeits- und ich-strukturellen Störungen ist negative Übertragung häufiger und stärker

- Reaktionen des Patienten können dann unangemessen, verzerrt oder unverständlich sein
- Oder die Wahrnehmung der Realbeziehungen ist verzerrt
- Negative Erwartungen, Unterstellungen, hochsensible Beobachtungen, Vorwürfe
- Gefühlsreaktionen übermäßig intensiv oder schwach
- Gefühle fehlen oder passen nicht zur Situation
- Erotisierte oder sexualisierte Übertragung
- Primitive Idealisierungen
- Misstrauen, Angst vor Zurückweisung und Kritik
- Manipulierende Rollenzuweisung an den Therapeuten
- Anspielungen: Aussagen über Dritte könnten sich auf den Therapeuten beziehen
- Anspielungen: Aussagen über sich selbst könnten Appelle an den Therapeuten sein
- Negative Übertragungen können Therapie belasten ebenso wie Erkenntnis fördern
- Günstig: objektivierend-distanzierende Position des Therapeuten
- Übertragungsdeutungen bei Persönlichkeits- und ich-strukturellen Störungen sind eher ungünstig
- Bei schlechter Arbeitsbeziehung auf Übertragungsdeutungen verzichten
- Negative Übertragung ist spätestens anzusprechen, wenn sie zum Widerstand geworden ist
- Gleiches gilt für erotisierte oder sexualisierte Übertragung
- Mild positive Übertragungen müssen nicht gedeutet oder analysiert werden
- Übertragungsphänomene sind real (kein Fehler des Patienten)
- Negative Übertragungen sollen grundsätzlich nicht anwachsen, deshalb frühzeitiges Ansprechen oder Deuten
- Aktive Zurückweisung von negativen Übertragungen bei traumatisierten und ich-strukturell gestörten Patienten
- Übertragungsanalyse ist Beziehungsklärung im Hier und Jetzt

Quelle: Wöller/Kruse 2010, S. 237-249, und eigene Ergänzung

7.5.2 Falleispiele für Übertragungen

Beispiel 7: Fallbeispiele für Übertragungen

„Ziehen Sie das schreckliche Jackett aus, das Sie heute tragen!" Diesen Satz schleudert mir die Patientin mit aggressiver, vorwurfsvoller, befehlender Stimme zu Stundenbeginn entgegen. Ihre Hände zittern dabei. Sie ist schreckensbleich. Sie weiß nicht, kann nicht sagen, nicht erinnern, warum sie in dieser Heftigkeit auf das Jackett reagiert."

„Eine Patientin betritt das Behandlungszimmer. Sie hat vier probatorische Sitzungen hinter sich. Sie schaut sich im Raum um, stockt, erstarrt. Hält sich am Sessel fest, stöhnt, atmet schwer. Noch kann sie nicht sprechen, was in ihr vorgeht. Minuten inneren Kampfes verrinnen. Schreckliche Angst sitzt in den Augen. Sie starrt auf die Couch. Schwarzes Leder. Nach Zeiten panischen Schweigens beginnt sie, das elterlich-väterliche Wohnzimmer zu beschreiben. Stätte der Lieblosigkeit, der Demütigung und der Herabsetzung."

„Ein Patient liegt auf der Couch. Ich sitze quer ab in der Höhe des Bauchnabels, so dass er mich anschauen kann. Immer wieder wandert sein Blick heimlich und schnell zu meinem Gesicht, will daraus lesen. Plötzlich ersterben seine Assoziationsketten und -bilder. Sein abrupter Redeabsturz trifft mich unvermittelt. Was ist geschehen, frage ich. Schweigen. Erst nach längerer Zeit die Mitteilung, dass er sah, wie meine Augenlider schwer wurden, ich meine Augäpfel verdrehte und sein ganzes Sensorium ihm Panik alarmierte. Der Vater erhängte sich, die Schwester litt an epileptischen Anfällen. Würde er mich auch noch verlieren?"

„Der Patient betritt zum ersten Mal den Behandlungsraum. Unsicher umschauend sucht er Orientierung. Seine Blicke wandern umher, mustern, bewerten, versuchen Halt zu finden. Sein Blick bindet sich an einen Eisbären, der eine Puppe in seinen Armen hält. Er atmet erleichtert auf, lächelt. „Ja", sagt er, „so ein Eisbär, den habe ich früher auch gehabt. Dieser Eisbär war mir mein wichtigster Freund. Dass Sie hier einen Eisbären haben, zeigt mir, dass Sie ein warmherziger und verständiger Therapeut sind". Er setzt sich erleichtert und platznehmend in den Sessel."

Quelle: Walter 1994

Beispiel 8: Übertragung einer Trauma-Erfahrung auf den Therapeuten

Ein Patient ruft seinen Therapeuten an und sagt am Telefon, dass er auf dem Balkon seiner Wohnung stehe und sich im nächsten Moment hinunterstürzen werde. Er sei in einem nicht mehr zu ertragenden Zustand von Verzweiflung und Angst, dem er nur noch durch einen Sprung in die Tiefe entkommen könne. Es ist leicht, sich vorzustellen, welche Gefühle und Gedanken diese Worte im Therapeuten auslösen, in welche Art von Gegenübertragung er unvermittelt hineingerät, welche Angst, welche Sorge, ja vielleicht welches Schuldgefühl ihn zu überschwemmen drohen und wie wenig Zeit ihm bleibt, die drohende Katastrophe, die der Patient glaubhaft ankündigt, zu verhindern.

Dem Therapeuten gelingt es, den Patienten von seinem Vorhaben abzubringen, und es wird möglich, diesen kurze Zeit später in seiner Praxis zu empfangen. Die beiden besprechen das Geschehene und beruhigen sich allmählich, nachdem sie über die Hintergründe der bedrohlichen Situation haben sprechen können. Ein Telefongespräch mit seiner ehemaligen Partnerin, die sich bei ihm über ihr schlechtes Befinden beklagte, hatte im Patienten die Vorstellung erweckt, er sei für ihre aktuelle Lebenskrise verantwortlich, obwohl ja nicht er die Trennung, die schon Monate zurücklag, vollzogen hatte. Er hatte sich als Kind für die Depressionen seiner Mutter verantwortlich gefühlt und erlebte jetzt ganz offensichtlich die Wiederkehr eines alten Schuldgefühls, und zwar in einer solchen Heftigkeit, dass er von der erwähnten Verzweiflung und Angst überwältigt wurde.

Diese Verknüpfung konnte der Patient selber herstellen, da wir über dieses Thema schon mehrfach gesprochen hatten. Die emotionale Erschütterung des Therapeuten wies aber noch auf eine andere, verborgenere Bedeutung des ganzen Handlungsdialoges hin – auf eine unbewusste Übertragungsdynamik, die die eigentliche Traumatisierung des Patienten ganz direkt zum Ausdruck bringen sollte. Der Junge war über Monate und Jahre einer permanenten Suiziddrohung seiner Mutter ausgesetzt und es ist kaum nachvollziehbar, mit welcher Beklemmung er nach der Schule jeweils nach Hause kam, voller Angst, seine Mutter tot in ihrem oder sogar seinem Bett zu finden. Der Bedrohung, der sich der Therapeut durch den Hilferuf des Patienten ausgesetzt fühlte, lag also wahrscheinlich das unbewusste Motiv zugrunde, ihn in eine Situation zu versetzen, die den Patienten als Kind überfordert hatte. Der Therapeut sollte ganz direkt erleben oder mindestens eine Ahnung davon bekommen, wie sich der Junge damals gefühlt hatte. „Sie hätten", sagte der Therapeut zum Patienten, „in keiner anderen Form besser mitteilen können, was es für Sie als Junge bedeutete, während Monaten täglich mit der quälenden Angst nach Hause zu kommen, dass ihre suizidale Mutter tot in ihrem Bett liege." Er weist damit auf die Mitteilungsfunktion der traumatisierenden Übertragung hin. In einer projektiven Übertragung ... hatte der Patient seinen Therapeuten – natürlich unbewusst – in die Situation des verängstigten Jungen versetzt und ihn mit dessen unerträglichen Ängsten vor dem Suizid der Mutter konfrontiert.

Erst das Verstehen der Übertragungs-Gegenübertragungs-Dynamik löste die Spannung zwischen den beiden an diesem dramatischen Handlungsdialog Beteiligten auf und machte auch verständlich, dass die ersten Schritte zur Trauma-Verarbeitung im Erkennen und Verstehen der Gegenübertragung stattfinden, da das primäre Überleben der traumatischen Erschütterung nur durch eine projektive Übertragung, durch eine Rollenumkehr möglich ist.

Quelle: Holderegger 2014

7.5.3 Falleispiele für Gegenübertragungen

Beispiel 9: Fallbeispiel für Gegenübertragungen

Beispiel aus Leichsenring 2006, S. 5:

Eine 19-jährige Patientin schaut den Therapeuten zu Beginn des Erstgesprächs schweigend an, dabei wirkt ihr Blick misstrauisch, feindselig und triumphierend zugleich. Nach einer Weile fragt sie herausfordernd: ›Ich soll wohl jetzt was erzählen?‹ Im Therapeuten entsteht unmittelbar ein heftiges Gefühl der Verärgerung und der Impuls, der Patientin aggressiv in etwa zu entgegnen: ›Sie wollen doch Hilfe von mir, also missbrauchen Sie jetzt nicht meine Zeit; im Übrigen ist es mir egal, wie es Ihnen geht.‹

Die Patientin erwartet, vom Therapeuten ebenso schlecht behandelt zu werden wie von ihrem leiblichen Vater, ihrem Stiefvater und der Mutter. Hätte sie aber nur diese einzige Erwartung an den Therapeuten, so wäre sie gar nicht erst zum Erstgespräch erschienen. Sie hat eine unbewusste Hoffnung.

Das Beispiel irritiert. Hat der Therapeut die Patientin etwa nicht freundlich eingeladen zu berichten, warum sie einen Psychotherapeuten aufsucht? Es wäre ein Kunstfehler, die Patienten nicht darüber aufzuklären, was von ihnen verlangt wird.

Beispiel aus Leichsenring 2006, S. 7:

> *Der Patient meldet sich selbst telefonisch zum Erstgespräch an. Er habe sich entschieden, eine Psychotherapie zu beginnen, da er sein Leben verändern müsse. Er wolle sofort damit beginnen und würde gern noch für diese Woche einen Gesprächstermin bekommen, allerdings gehe es nur noch an zwei Abenden der Woche, jeweils ab 19:00 Uhr – er sein Manager und an den anderen Tagen im Ausland unterwegs. Der Therapeut fühlte sich bedrängt, fast erpresst und verspürt sofort den Impuls, sinngemäß zu antworten: ›So einfach ist das nicht, mein Terminkalender ist auch voll. Ich kann Ihnen frühestens in 14 Tagen einen Termin für ein Erstgespräch anbieten.‹ Er gibt diesem Impuls aber nicht nach, sondern entschließt sich, dem Patienten entgegenzukommen, da tatsächlich an einem der Tage eine Stunde durch eine Absage frei geworden ist.*

Beispiel aus Eckstaedt (1991, S. 105): Eine Mutter begleitet ihre adoleszente Tochter zum Therapietermin und wartet vor der Tür im Wartezimmer. Die Tochter kann sich der Therapeutin vertrauensvoll öffnen.

> *Sollte ihr die Tochter unmittelbar nach dem Gespräch unter die Augen treten? Sollte sie dann keinen Moment Zeit haben, ihre Gedanken und Gefühle in sich hineinzunehmen? [...] Ich litt darunter, dass hier ein Beginn, der für die Tochter so wichtig sein könnte, auf das empfindlichste gestört wurde. In mir wuchsen Ärger und Empörung, doch versuchte ich rasch, das möglichst gut zu beherrschen, um der Tochter in weitgehender Unabhängigkeit zur Verfügung zu sein.*

Beispiel aus Eckstaedt, S. 214f.:

> *An diesem Punkt war die Zeit für das Erstgespräch zu Ende. Ich sah sie in ihrer Not, der sie als Versagen im Sinne eines Nicht-Könnens oder Nicht-mehr-Könnens hilflos und verständnislos gegenüberstand, während ich mich mit allen meinen inneren Überlegungen und Anstrengungen enttäuscht, unglücklich*

und gescheitert fühlte. Unausgesprochen stand ihrerseits ein forderndes Ideales im Raum, so unerfüllbar und doch unabweisbar wie einmal in ihrer Kindheit: Nur Zaubern-Können wäre die Lösung gewesen. – Und so war nun ich, wie ehemals sie, das bemühte Kind, und sie forderte etwas wie einst ihre Eltern, das ich erfüllen wollte und auch sollte, aber nicht konnte. Ich hatte – wie man heute sagt – nichts ›gebracht‹; ich fühlte mich erschöpft und auch ein wenig böse über die Situation, in die ich geraten war. Dieses Bösesein hatte sie sich wohl nie erlauben können. Meine Erschöpfung glich der ihren. Sie hatte die Aggression nicht gewagt, um übersteigerte Anforderungen und Ideale zurückzuweisen. [...] Der Klärung und der folgenden Akzeptanz des menschlich Möglichen war wahrscheinlich früher vom Vater, wie von ihr in der Stunde heute, heftiger Widerstand entgegengesetzt worden. [...] Die Unmöglichkeit, ihre Konflikte mit den Geboten und Idealen der Eltern, die sie sich zu eigen gemacht hatte, zu benennen, spiegelte sich im Ablauf dieser Stunde; einen Konflikt, ein Problem mit sich zu haben, hätte eine Niederlage für sie bedeutet. Mit einer unnötigen und übersteigerten Niederlage strafte sie sich und ihre Eltern dagegen unbewußt. Die Unfähigkeit, auf die innere Quelle, ihre Motivation oder den Ursprung ihres Befindens einzugehen, die ihrem Wissen nicht direkt zu Gebote standen, strapazierte meine Geduld bis aufs äußerste.

7.5.4 Hinweise auf problematische Gegenübertragung

Tabelle 8: Negative und problematische Gegenübertragungen

- Vergessen des Termins
- Wartenlassen vor der Stunde
- Das Zuhören wird zur Qual
- Dringender Wunsch nach Schlaf
- Überziehen der Stunde
- Eingehen auf Wünsche, die nicht zur modifizierten Abstinenz passen
- Erhöhung der Frequenz, um dem Patienten nahe zu sein
- Aggression, Verletzungswunsch
- Verachtung, Spott, Ironie

- Liebesgefühle
- Einspringende Fürsorge und Überengagement
- Impuls zu kritisieren oder zu entwerten
- Impuls, dem Patienten mal richtig die Meinung zu sagen
- der Therapeut spricht deutlich mehr als bei anderen Patienten
- der Therapeut will dem Patienten sehr viel sehr schnell beibringen
- es wird auf ein Ausfallhonorar verzichtet
- der Patient wird mit falschem Namen angesprochen
- der Therapeut gezielt zu viel von sich selbst
- der Therapeut gestattet es dem Patienten oder bietet sogar an, die Grenzen zum Privatleben zu überschreiten
- Patienten und Therapiestunden werden »mit nach Hause genommen«
- die Interventionen sind konfrontativer als sonst
- aus Angst wird auf Konfrontation verzichtet
- versäumen, destruktives Verhalten des Patienten zu begrenzen
- Zusatztermine außerhalb der regulären Sprechzeit gewähren

In den Berichten an den Gutachter wird zu oft nicht auf die Gegenübertragung eingegangen. Obwohl viel dazu zu sagen wäre, reicht meist ein kurzer Hinweis, dass Sie wenigstens an das Thema Gegenübertragung gedacht haben, zum Beispiel:

> *Im Erstgespräch begegnet mir ein schlicht gekleideter, mittelgroßer Mann mit Vollbart, der sehr männlich wirkt. Sehr bald kommt auch seine liebe, weiche, fast devote Seite zum Vorschein. Er wirkt bescheiden, höflich und zuvorkommend, aber auch etwas zwanghaft und aggressionsgehemmt. Er wirkt daher brav, übersozialisiert und fast etwas selbstentfremdet. In der Gegenübertragung stellen sich Aggressionen ein. In den folgenden Gesprächen erlebe ich ihn jedoch immer zugänglicher, und er wird mir immer sympathischer.*

7.6 Strukturperspektive

Neben der genetischen Disposition oder „Empfänglichkeit" für bestimmte Einflüsse ist die lebensgeschichtliche Erfahrung von überragender Bedeutung für die Genese psychischer Störungen. Ausschließlich auf diesen beiden Grundlagen werden seelisch-geistige *Strukturen* gebildet, die dann ihrerseits zwangsläufig und mit großer Durchschlagskraft das aktuelle Erleben und Verhalten bestimmen. Die Regulation des Erlebens ist ein fortlaufender und ununterbrochener lebenslanger Prozess.

Die Strukturperspektive betrachtet die psychische Struktur eines Patienten oder Menschen

- als Charakterstruktur
- Neurosenstruktur oder als
- Ich-Struktur.

Eine Abgrenzung ist nicht leicht. Jedenfalls ist die Einschätzung der Struktur des Patienten eine diagnostische Kernfrage, welche die Entscheidung über das therapeutische Vorgehen und die Wahl des Therapiefokus maßgeblich prägt.

Definition Charakterstruktur: Es handelt sich um ein Gefüge von längerfristigen Charakterzügen, die sich zu spezifischen Charakterorientierungen kombinieren. In der dynamischen Psychologie bezeichnet der Begriff Charakter einen Typus im Erleben und Verhalten sowie ein individuelles Muster von vorherrschenden Abwehrmechanismen.

So sprechen wir von narzisstischen, schizoiden, depressiven, zwanghaften und hysterischen Charakterstrukturen. Die inhaltlichen Strukturmerkmale prägen das Interaktionserleben und somit auch die Übertragung- und Gegenübertragungsdynamik. Hinweise auf die Charakterstruktur ergeben sich aus der Gestaltung der aktuellen Beziehung (und die des Patienten zum Therapeuten), aus den geschilderten aktuellen und früheren Beziehungen, aus der Form der Bewältigung von Schwellensituationen im Leben, aus den berichteten Einschätzungen der eigenen Person sowie aus der Gegenübertragung des Therapeuten.

Gefragt wird nach der Funktionsfähigkeit: Sind Affekte und Selbstwahrnehmung differenziert? Wie ist die Qualität der Beziehungen und wir werden die Beziehungssubjekte wahrgenommen? Ist die Selbststeuerung ausreichend und werden Über-Ich-Anforderungen integriert? Wie weit sind innerer Dialog, Fantasien und Emotionalität ausgeprägt? Sind die inneren Bilder wichtiger Bezugspersonen stabil? Und was sind die charakteristischen Abwehrformen?

Charakterstruktur ist zunächst etwas Unverfängliches und Gesundes. Die Bewältigungsformen, die ein Kind früh ausbildet, sind Reaktionen auf die Aufgabe, ein autonomes Selbst zu gewinnen und zugleich eine bestmögliche Beziehung zu den Eltern aufrechtzuerhalten. Dieses Bemühen hinterlässt im Charakter Spuren; der Mensch bildet eine Charakterstruktur aus. Diese ist einerseits Reaktion auf das Vorgefundenen, andererseits ein Filter, mit dem neue Erfahrungen verarbeitet werden.

Wenn die Charakterstruktur jedoch zu sehr einengt (bildlich gesprochen: wir eine Ritterrüstung, wie ein Panzer), schadet sie der Weiterentwicklung. Die Charakterstruktur wird zur **Neurosenstruktur**. Beide sind ein „inneres Zuhause", das im Großen und Ganzen Sicherheit gibt. Mit der Neurosenstruktur verbunden sind spezifische Abwehrmechanismen und verzerrte, eingeengten Verhaltens- und Lebensweisen bzw. Charakterzüge, die aber immer Teil der Bemühungen sind, mit sich selber und der Außenwelt klarzukommen. Neurosenstruktur ist zugleich eine Strategie, um ungelöste Probleme und Konflikte zu kompensieren. Auch Abwehrmechanismen können als Kompensationsmechanismen verstanden werden.

(Wie verwirrend die begriffliche Vielfalt sein kann, zeigt sich in Wöller und Kruse (2010, S. 307) wenn dort von einer „Persönlichkeitsstörung auf neurotischem Strukturniveau" gesprochen wird und dies mit einer „Persönlichkeitsstörung auf reifem Strukturniveau" gleichgesetzt wird. Ist die Neurose eine Persönlichkeitsstörung?)

Definition Ich-Struktur: Sinngefüge der Strukturteile des handelnden und denkenden Ichs und seiner Fähigkeiten. Auch hier wieder dasselbe Problem mit der Definition: Eine definitorische Abgrenzung zu Ich-Funktionen oder ich-struktureller Störung erscheint praktisch unmöglich.

Verschiedene Autoren haben unterschiedliche Gliederungen der Strukturbestandteile des Ich formuliert. Dazu zählen (unter anderem) die Fähigkeit (oder Unfähigkeit) zur Selbstwahrnehmung, zur Selbststeuerung, zur Abwehr (reife Abwehrmechanismen), zur Objektwahrnehmung, zur Kommunikation und zur Bindung.

Die Ich-Strukturperspektive ist eigentlich ein (Entwicklungs-)Defizitmodell. Der Begriff „Ich-Struktur" ist damit kein neutraler Begriff. Der Blick wird auf unzureichend ausgebildet oder eingeschränkte Ich-Funktionen gerichtet. Die Hervorhebung der Ich-

Funktions-Defizite sagt nichts über den Stellenwert möglicher zugrundeliegender Konflikte aus.

Dieses Modell geht von einer Störung in der frühkindlichen Entwicklung aus, weswegen von „frühen Störungen" gesprochen wird. Die Repräsentanzen und die Ich-Funktionen konnten nicht differenziert und stabil ausgebildet werden, da der Patient nicht in einer vertrauensgebenden Beziehung aufwuchs (das überschneidet sich wiederum stark mit der Beziehungs- und Bindungsperspektive). Die Folgen sind äußerst vielfältig und reichen von einer ungenügenden Nähe-Distanz-Regulation über mangelnde Selbstständigkeit, Minderwertigkeitsgefühle, Vertrauensverluste und Hemmungen bis hin zu wahnhaften Vorstellungen.

Material: Selbstauskunftsbogen für Patienten zu Selbsteinschätzung ihrer strukturellen Fähigkeiten (aus Gerd Rudolf, 2011) unter *geraldmackenthun.de/Diagnostik*. Der Bogen hat 5 Seiten. Ausgegeben werden sollten nur die Seiten 2-5. Die Seite 1 ist für den Therapeuten.

7.6.1 Charakterstruktur

Charakter wird hier definiert als zeitlich überdauernde psychische Struktur. So sprechen wir von narzisstischen, schizoiden, depressiven, zwanghaften und hysterischen Charakterstrukturen. „Charakter" ist nur undeutlich vom „Persönlichkeitsstil" abzugrenzen. Und der Persönlichkeitsstil ist nur schwer von der „Persönlichkeitsstörung" abzugrenzen.

Charakterstrukturen stellen diagnostische Kategorien bereit, aus denen sich Konflikt- und Trauma-Verarbeitungen sowie die Übertragungs- und Gegenübertragungs-Dynamik besser verstehen lassen. Sie geben Hinweise darauf, durch welche Brille hindurch der Patient auch die Interaktionen und Interventionen des Therapeuten betrachtet und erlebt.

Ein anderes Wort für Persönlichkeitsstil ist „Persönlichkeitsakzentuierung".

Tabelle 9: Persönlichkeitsakzentuierungen nach Beck & Freeman

Störung	Überentwickelte Strategie	Unterentwickelte Strategie
selbstunsicher	Soziale Verletzbarkeit, Vermeidung, Hemmung	Selbstbehauptung, Geselligkeit

dependent	Hilfesuchendes Verhalten, Anhänglichkeit	Selbständigkeit, Mobilität
passiv-aggressiv	Autonomie, Widerstand, Passivität, Sabotage	Intimität, Selbstsicherheit, Aktivität, Kooperation
zwanghaft	Kontrolle, Verantwortung, Systematisierung	Spontaneität, Ausgelassenheit
antisozial	Kampflust, ausbeuterisches Verhalten, Raubverhalten	Empathie, Gegenseitigkeit, soziales Verhalten
narzisstisch	Selbstverherrlichung, Konkurrenzverhalten	Teilen, Gruppenidentifizierung
histrionisch	Expressivität, impressionistisches Denken	Reflexion, Kontrolle, Systematisierung
schizoid	Autonomie, Isolation	Intimität, Gegenseitigkeit
paranoid	Wachsamkeit, Misstrauen, Argwohn	Gelassenheit, Vertrauen, Anerkennung

Quelle: Beck/Freeman 1993, S. 37, Tabelle 3.1

Tabelle 10: Persönlichkeitsakzentuierungen nach Leichsenring

Struktur	Vorherrschende Abwehrmechanismen	Erleben und Verhalten
depressiv (orale Phase)	Wendung der Aggression gegen das Selbst, Reaktionsbildung, Introjektion	Abhängigkeit von anderen Menschen, Passivität, Minderwertigkeitsgefühle
Schizoid (frühe orale Phase)	Sublimation, Rationalisierung, Intellektualisierung, Affektisolierung	Distanzbedürfnis, Angst vor Nähe

Zwanghaft (anale Phase)	Reaktionsbildung, Rationalisierung, Affektisolierung	Kontrollbedürfnis, Genauigkeit, Sparsamkeit, Eigensinn
Hysterisch/histrionisch (ödipale Phase)	Verdrängung, Verleugnung, Konversion	Geltungsbedürfnis, sexualisiertes Verhalten, Angst vor Sexualität
narzisstisch (frühe orale Phase)	Spaltung, Idealisierung und Entwertung, Verleugnung, projektive Identifikation	Übersteigertes Machtbedürfnis und Selbstwertgefühl, Entwertung anderer Menschen

Quelle: Leichsenring 2006, S. 18

7.6.1.1 Persönlichkeitsstörung

Der Persönlichkeitsstil ist die leichtere oder harmlosere Variante einer Persönlichkeitsstörung. Es ist praktisch relevant, Persönlichkeitsstil von Persönlichkeitsstörung zu unterscheiden; ein „Stil" ist eine bestimmte, nichtpathologische Ausformung des Charakters, während eine „Störung" den freien Lebensvollzug erheblich einschränkt bis hin zur Unterminierung der Arzt-Patienten-Beziehung. Gegenüber den Patienten ist es manchmal sinnvoll und höflich, von „Persönlichkeitsprofil" statt von „Persönlichkeitsstörung" zu sprechen.

Art und Definition von Persönlichkeitsstörungen variieren je nach Autor. Beck/Freeman beispielsweise unterscheiden folgende Persönlichkeitsstörungen:

- Die Selbstunsichere Persönlichkeitsstörung,
- die Dependente Persönlichkeitsstörung,
- die Passiv-aggressive Persönlichkeitsstörung,
- die Zwanghafte Persönlichkeitsstörung,
- die Antisoziale Persönlichkeitsstörung,
- die Narzißtische Persönlichkeitsstörung,
- die Histrionische Persönlichkeitsstörung,
- die Schizoide und Schizotypische Persönlichkeitsstörung,
- die Paranoide Persönlichkeitsstörung.

Quelle: Beck/Freeman 1993, S.319-323

ICD-10 kodiert eine Reihe von Persönlichkeit*sstörungen* (PS), wie in der folgenden Tabelle ersichtlich:

Tabelle 11: Persönlichkeitsstörungen nach ICD-10

Codierung	Bezeichnung	Symptomatik
F60.0	Paranoide PS	Menschen mit paranoider PS zeichnen sich durch misstrauisches, nachtragendes und selbstbezogenes Verhallen, eine übertriebene Empfindlichkeit gegenüber Zurückweisung und ein streitsüchtiges Bestehen auf die eigenen Rechte aus
F60.1	Schizoide PS	Personen mit schizoider PS sind wenig interessiert an sozialen Beziehungen und zeigen sich emotional kühl und distanziert. Sie führen i. d. R. ein einzelgängerisches und zurückgezogenes Leben und haben eine mangelnde Sensibilität im Erkennen sowie Befolgen allgemeiner gesellschaftlicher Regeln
F60.2	Dissoziale PS	Die dissoziale PS zeichnet sich durch mangelndes Mitgefühl und Schuldbewusstsein sowie durch Missachtung sozialer Normen und Regeln aus. Die Betroffenen können zwischenmenschliche Beziehungen nicht aufrechterhalten, zeigen eine niedrige Frustrationstoleranz sowie eine niedrige Schwelle für aggressives oder gewalttätiges Verhalten. Vordergründig geht es um die Befriedigung der eigenen Bedürfnisse
F60.3x	Emotional instabile PS	Menschen mir emotional instabiler PS tendieren dazu, impulsiv und ohne Berücksichtigung von Konsequenzen zu handeln, was sich auch in gewalttätigem Verhalten äußern kann. Die Stimmung ist launisch und unvorhersehbar mit Neigung zu Streit und Wutausbrüchen. Es werden zwei Erscheinungsformen spezifiziert:

F60.30	Impulsiver Typ	emotionale Instabilität sowie mangelnde Impulskontrolle. Die Ausbrüche erfolgen oftmals als Reaktion auf Kritik
F60.31	Borderline-Typ	Neben Kennzeichen emotionaler Instabilität und mangelnder Impulskontrolle sind den Betroffenen meist das eigene Selbstbild, Ziele oder auch innere Präferenzen unklar. Es besteht ein chronisches Gefühl der inneren Leere mit oftmals selbstverletzendem und suizidalem Verhalten. Personen mit Borderline-PS neigen zu intensiven, aber instabilen zwischenmenschlichen Beziehungen bei gleichzeitig massiver Angst vor dem Verlassenwerden
F60.4	Histrionische PS	Personen mit histrionischer PS neigen zu Dramatisierung, Selbstinszenierung und Egozentrismus. Sie haben ein andauerndes Verlangen nach Anerkennung und sind leicht beeinflussbar. Ihre Affektivität ist oftmals theatralisch, übertrieben und oberflächlich.
F60.5	Anankastische (zwanghafte) PS	Bei Personen mit anankastischer PS prägen die ständige Beschäftigung mit Details, der ausgeprägte Perfektionismus sowie eine übermäßige Pedanterie das Krankheitsbild. Das rigide und eigensinnige Denken wird durch übermäßige Zweifel und Vorsicht sowie durch übertriebene Gewissenhaftigkeit und Leistungsbezogenheit beherrscht
F60.6	Ängstliche (vermeidende) PS	Die ängstliche PS ist durch andauernde Gefühle von Anspannung und Besorgnis sowie Unsicherheit und Minderwertigkeit gekennzeichnet. Es besteht die übertriebene Sorge, in sozialen Situationen abgelehnt zu werden. Soziale Kontakte und Aktivitäten werden daher vermieden
F60.7	Abhängige (asthenische) PS	Menschen mit abhängiger PS ordnen ihre eigenen Wünsche und Bedürfnisse denen anderer Personen unter und können Entscheidungen nicht oder kaum alleine treffen. Sie haben große Angst davor, auf sich

		selbst angewiesen zu sein, und vermeiden daher jede Form von Konflikt durch Unterordnung
F60.8	Sonstige spezifische PS	Die sonstige spezifische PS beschreibt näher bezeichnete PS (z. B. nazistische PS, passiv-aggressive PS), für die keine der anderen Kategorien zutreffend ist
F60.9	nicht näher bezeichnete PS	Hierunter werden nicht näher bezeichnete PS subsummiert
F61.0	Kombinierte PS	Es liegen zwar Merkmale mehrerer F60-Störungen vor, es besteht jedoch kein vorherrschendes Symptombild zur Vergabe einer spezifischen PS

Quelle: Spezifische Persönlichkeitsstörungen (PS) nach ICD-10 GM (WHO, 2008)

7.6.1.2 Unterschied Persönlichkeitsstörung / Persönlichkeitsstil

Im Gegensatz zu Persönlichkeitsstörungen siöd Personlichkeitsstile bzw. Neurosenstrukturen neopsychoanalytische Konstrukte. Sie sind keine Krankheiten, sondern nur Dispositionen und finden damit in der ICD-10 keine Berücksichtigung.

Tabelle 12: Unterschied Persönlichkeitsstörung / Persönlichkeitsstil

Persönlichkeitsstörung	**Persönlichkeitsstil**
zwanghaft	sorgfältig-gewissenhafter Stil
schizoid	zurückhaltend-einzelgängerischer Stil
paranoid	misstrauisch-scharfsinniger Stil
histrionisch	expressiver und selbstdarstellender Stil
dissozial	abenteuerlich-risikofreudiger Stil
passiv-aggressiv	kritisch-lässiger Stil
abhängig (dependent)	anhänglich-loyaler Stil
ängstlich (selbstunsicher)	selbstkritisch-vorsichtiger Stil

Borderline	spontan-sprunghafter Stil
narzisstisch	ehrgeiziger und selbstbewusster Stil
masochistisch-selbstschädigend	aufopfernder Stil
sadistisch	aggressiver Stil

Quelle: Jaeggi et al. 2003, S. 154

7.6.2 Neurosenstruktur

Die Neurosenstruktur wiederholt viele Begriffe und Konzepte aus der Charakterstruktur und dem Persönlichkeitsstil, gruppiert sie nur etwas anders. Der Begriff „Neurosenstruktur" geht auf Harald Schultz-Hencke (siehe Wikipedia) zurück. Sein Verständnis der Neurosenstruktur entsprach dem damaligen Verständnis von Neurosen, die als Bewältigungsmodus des ödipalen Grundkonflikts angesehen wurde. Neurosenstruktur ist in diesem Sinne eine nicht optimale Anpassungsleistung oder suboptimale Lösung des Grundkonflikts. Neurosen federn sozusagen ungelöste Konflikte ab (im engeren Sinne den Ödipus-Komplex). Der Grundkonflikt wird dann nicht mehr wahrgenommen. Neurosenstruktur ist also eine Art Notlösung, die zugleich angstmindernd wirkt.

Die Bewältigungsmuster der Neurosenstruktur können jedoch nicht nur als pathogenen Ausdruck der Abwehr, sondern auch positiv gesehen und gewürdigt werden, etwa als kreative Überlebensstrategie, die ausgebildet werden musste, um die Herausforderungen der belastenden Lebenserfahrungen anzunehmen und zu beantworten. Diese Leistung des Patienten kann beim Therapeuten durchaus Interesse, Respekt und Anerkennung hervorrufen. Ob in ihr auch Ressourcen liegen, die der Patient für die Bewältigung seiner aktuellen Problematik nutzen kann (mithilfe des Therapeuten), wie es Rudolf (2006, S. 56) annimmt, scheint fraglich. Wie sollte ein dysfunktionales Verarbeitungsmuster plötzlich zu einer funktionalen Ressource werden?

Wie verwirrend verschiedene Autoren mit der „Neurosenstruktur" umgegangen sind, zeigt eine Übersicht bei Jungclaussen (2013, S. 120ff.).

Im klassischen Verständnis werden vier Hauptneurosenstrukturen unterschieden:

- **depressive** Neurosenstruktur. Weil ein Kind seiner Mutter oder seinen Eltern, die selbst in Schwierigkeiten steckten, nicht zur Last fallen will, wird ein genügsamer und altruistische Lebensstil ausgebildet (Riemann: Angst vor der eigenen Selbstheilung) (oraler Grundkonflikt)

- **zwanghafte** Neurosenstruktur: Um die Angst vor den eigenen, ungebändigten (sexuellen) Trieben in Schach zu halten, zeigt man sich angepasst und ordentlich. Man tut sich Zwang an, um die eigene Lebendigkeit, die man fürchtet, zu kontrollieren (bei Riemann: Angst vor der Veränderung) (analer Grundkonflikt)
- **schizoide** Neurosenstruktur: zu große Nähe wird als Selbstverlust erlebt. Um sich davor zu schützen, geht man auf Distanz (bei Riemann: Angst vor Hingabe bzw. vor Nähe) (eine Verknüpfung mit der freudschen Sexualphasenentwicklung ist hier nicht ersichtlich)
- hysterische bzw. **histrionische** Neurosenstrukturen: wegen Parentifizierung und Rollendiffusion in der Kindheit entstand eine Rollenunsicherheit, die mit hektischen Aktivitäten kompensiert wird. Man will sich nicht festlegen (bei Riemann: Angst vor der Notwendigkeit) (ödipaler Grundkonflikt)

Bei König (2004, 2010) findet man zwei weitere Neurosenstrukturen.

- **Narzisstisch**: nach König ist der Narzisst ausgestattet mit brüchigem Selbstwertgefühl, Fantasie von der eigenen Größe, Überkompensation durch Leistung, Schönheit oder Macht, das alles auf der Grundlage der früheren Erfahrung, nicht wertgeschätzt worden zu sein, so dass man sich selbst bewundern muss (die narzisstische Persönlichkeits*störung* wird beispielsweise in ICD-10 deutlich anders beschrieben)
- **phobisch**: Angst vor Kontrollverlust, deshalb starke Zurückgenommenheit; oder Kontraphobisch: sich unabhängig und stark zeigen

Boessmann (2008) ergänzt diese Liste wie folgt:

- **passiv-aggressiv**: Kooperationsverweigerung, demonstratives Leiden, Torpedieren von positiven Entwicklungen (die anderen sollen leiden)
- **abhängig**: frühere Entwicklungsschritte waren gescheitert. Man hängt sich an ein idealisiertes Objekt, welches jene Eigenschaften besitzt, die man an sich selbst vermisst; eigene Impulse werden verleugnet oder abgewehrt, Angst vor Verlust stützender Objekte
- **ängstlich**: verwandt mit der phobischen Struktur bei König; ständiges Angewiesensein auf die Unterstützung anderer; Angst vor Abweichendem und Unvorher-

gesehenem, vor Veränderung jeglicher Art; übermäßige Angst vor Trennungen bis hin zum Tod

- **paranoid**: einzelgängerisch; die Umwelt wird als feindselig erlebt; Isolation aus Angst vor neuer Enttäuschung; starkes Misstrauen
- **emotional-instabil**: heftige Affekte, um sich selbst zu spüren; Aggression und Autoaggression wechseln sich ab; starke Projektion eigener Aggression nach außen; Wechsel von Idealisierung und Entwertung (Borderline-Struktur)
- **pseudo-unabhängig**: erst nach und nach wird bei solchen Patienten deutlich, dass es sich um keine echte Autonomie handelt; Patient man darf den anderen nicht zeigen, wie klein und verletzlich man ist

Diese Auflistung ist der Willkür und der Erfahrung der einzelnen Autoren unterworfen. Für Schultz-Hencke hätte es nahegelegen, eine **gehemmte** Neurosenstruktur zu beschreiben. Viele weitere Neurosenstrukturen wären denkbar, beispielsweise eine **verwöhnt-hedonistische**. Wie die Abwehrmechanismen und die Grundkonflikte erfuhr die Neurosenstruktur eine stete Ausweitung. Gesunde Strukturen wurden bislang nicht formuliert, doch lässt sich aus der Negation der gestörten Ich-Strukturen eine Idee von psychischer Gesundheit ableiten.

Auch sind die oben genannten Strukturen noch sehr der alten Idee vom „frühen Grundkonflikt" verhaftet. Den Neurotiker werden Fehler in ihrer Lebensführung unterstellt. In einem etwas offeneren Sinne könnte man von einer „Struktur des Gewordenen" (Hohage 2011) sprechen. Sehr vieles kann zur „Struktur" werden, auch über die Neurosenstrukturen hinaus. Und nicht nur frühe Grundkonflikte, auch verfestigte Beziehungskonflikte, verfestigte Überzeugungen, verdrängte Bedürfnisse und andere Konflikte, beispielsweise mit Vorgesetzten, können unbewusste Motive und neurotische Verhaltensbereitschaft entstehen lassen.

Ohnehin sollte man mit seinen Patienten nicht in diesem Fachvokabular sprechen. Vielmehr sollte in einfachen Worten gespiegelt werden, was dem Patienten vermutlich passiert ist und wie ihn dies strukturbildend geprägt hat.

7.6.3 Die Ich-Struktur

Ein zweiter Aspekt des Strukturbegriffs bezieht sich auf die funktionale Betrachtung: Wie arbeitet das Ich des Patienten in der Regulation des Selbst und in der Regulation seine Beziehungen?

Diese Sichtweise eröffnete neue Perspektiven, dazu gehören der Entwicklungsgedanke, die Berücksichtigung einer normalen oder „gesunden" Entwicklung und die Suche nach angeborenen Ich-Funktionen. Die tiefenpsychologische Ich-Psychologie öffnete die Tore zur Objektbeziehungstheorie, zur Pädagogik und zur Kleinkindbeobachtung.

Im Laufe der Zeit wurden immer mehr Ich-Funktionen benannt: Realitätsprüfung, Urteilen und Werten, Regulation und Kontrolle von Impulsen und Emotionen, Beziehungsaufnahme und -gestaltung, Denken einschließlich Sprache, Verwertung von Gedächtnisinhalten, Regression (Träumen und Fantasieren), Abwehr von Verstimmungen, Selbstmotivierung, Konfliktbewältigung und viele mehr. Der Patient wurde jetzt unter ich-strukturellen Gesichtspunkten betrachtet und es wurde möglich, Störungen in den Funktionen des Ichs genauer zu beschreiben. Welche der Ich-Funktionen des Patienten sind gut ausgebildet, welche sind verkümmert? Welche Ressourcen zur Lösung von Problemen stehen ihm zur Verfügung, welche müssten verstärkt, welche ausgebaut werden?

Heute gehören die Ich-Psychologien zum festen Bestandteil der Tiefenpsychologie. Sie sind der Ursprung für viele moderne Theorien, wie beispielsweise die Kognitionspsychologie, die sich mit zumeist bewussten Funktionen auseinandersetzt, die gezielt trainiert und gefördert werden sollen. Der systematische Aufbau von verkümmerten Ich-Funktionen und die Stärkung gesunder Ich-Funktionen ergänzen das „Bewusstmachen des Unbewussten".

Einige frühe ich-psychologische Thesen sind widerlegt worden. Hauptsächlich die psychoanalytischen Vorstellungen vom Säugling als Autist, als Parasit an der Mutterbrust und als Teil einer Mutter-Kind-Symbiose – wie sie etwa von Margaret Mahler vertreten wurden – wurden durch die Säuglings- und Kleinkindforschung überholt. Als nicht haltbar erwies sich die frühe Annahme, alle Neurosen seien auf eine Störung der Ich-Entwicklung in den ersten 18 Monaten zurückzuführen.

Ich-Struktur-Psychologie ist zunächst Phänomenologie: Tatsächlich sagt die Beobachtung und Beschreibung von Ich-Funktionsdefiziten noch nichts aus über eventuell zugrundeliegende Konflikte oder Traumata. Jedes Funktionsdefizit kann Ausdruck eines hereditären Defizits, einer Schädigung bei der Geburt, eines einzelnen Traumas, einer chronischen Vernachlässigung, eines früheren oder eines aktuellen (ungelösten) Konflikts sein.

Eine schwache Ich-Struktur kann bei Bejahung einzelner der folgenden Aussagen vermutet werden:

Beispiel 10: Schwache Ich-Struktur

- Ich raste aus, wenn ich nicht bekomme, was ich haben will.
- Ich kann starke Gefühle nicht aushalten.
- Ich kann öfters einen inneren Impuls nicht für mich behalten, auch wenn es unzweckmäßig oder unmoralisch ist.
- Ich verliere das Gefühl der Nähe eines geliebten Menschen, wenn dieser nicht unmittelbar für mich erreichbar ist.
- Ich kann mich nicht sozial integrieren.
- Ich gerate immer in Situationen, die mich an der Erfüllung meiner Wünsche hindern.
- Mich quälen innere Leere, Fühllosigkeit und das Versagen anderer.
- Ich hasse mich. Ich bin voller Mängel.

Quelle: http://www.wido-flachowsky.de/index.php?status=103 (Mai 2018)

Es gibt je nach Autor oder Schule unterschiedliche Listen von Strukturbestandteilen, die der Therapeut beachten kann. Die OPD schlägt unter anderem Folgendes vor (Wöller/Kruse 2010, S. 57):

Tabelle 13: Liste von Strukturbestandteilen (nach OPD)

- Differenziertheit der eigenen Affektivität,
- Breite des Spektrums der Gefühle,
- reife oder unreife Abwehrmaßnahmen,
- Konstanz des Selbstbildes,
- Qualität der Beziehungen zu wichtigen Personen,
- realistischer Einschätzung von Personen und Situationen,
- Wahrnehmung der Rechte der Anderen,
- Grad der Befriedigung von Bedürfnissen,
- Spannungsregulierung,

- Einfühlungsvermögen,
- Selbststeuerung von Affekten und Impulsen,
- Stabilität des Selbstwertgefühls,
- Realisation von Wünschen und Werten,
- Anerkennung der Selbstverantwortung,
- Frustrationstoleranz,
- Ausmaß von Schuld- und Schamgefühlen,
- Nähe-Distanz-Regulation ohne destruktive Impulse,
- Reichhaltigkeit des inneren Dialogs,
- Empathie und Einfühlungsvermögen,
- Sachlichkeit in der Kommunikation,
- Wahrnehmung körperlicher Signale,
- Grad des Mutes im Handeln und der Beziehungsaufnahme,
- Aushalten von Dissonanzen,
- Grad von Wärme und Zärtlichkeit in intimen Beziehungen,
- Stabilität des inneren Bildes vom Anderen auch bei Abwesenheit,
- Regelungsfähigkeit von Beziehungen,
- relative Angstfreiheit,
- Fähigkeit zum Alleinsein,
- Fähigkeit zur Selbstberuhigung,
- relative Konstanz der Gefühle zum Anderen,
- Fähigkeit, Hilfe zu organisieren und ohne Schuld anzunehmen.
- Die eingesetzten reifen Abwehrmechanismen schädigen nicht die wesentlichen Beziehungen zu anderen Menschen.

Leichsenring (2006) bietet folgende Tabelle für Strukturbestandteile nach OPD an:

Tabelle 14: Strukturbestandteile nach OPD (nach Leichsenring)

Selbstwahrnehmung	Fähigkeit zur Selbstreflexion, zur Gewinnung von Selbstbild und Identität, zur Introspektion und Differenzierung eigener Affekte;

	konstantes Selbstbild. Störung der Selbstwahrnehmung: Warnaffekte werden nicht wahrgenommen, keine Abwehrmaßnahmen möglich; diffuse Erregung, Spannung und Depression, ohne dass Auslöser erkannt wird; Überschwemmung mit unkontrollierbaren Affekten; widersprüchliche Selbstbilder bestehen nebeneinander.
Selbststeuerung	Fähigkeit, mit eigenen Bedürfnissen, Affekten und Selbstwertgefühlen steuernd umzugehen; Toleranz für Ambivalenzen und negative Affekte; Fähigkeit zur Impulssteuerung und zum Umsetzen eigener Wünsche; Unangenehmes kann als steuerndes Signal wahrgenommen werden. Störung: mangelnde Impulskontrolle; Impulskontrollverlust; geringe Frustrationstoleranz; mangelnde Gefühlswahrnehmung.
Abwehr	Fähigkeit, seelisches Gleichgewicht in inneren und äußeren Konflikten durch Verdrängung und Rationalisierung zu erhalten oder wiederherzustellen; Abwehr störender Impulse. Störung: primitive Abwehrformen (Idealisierung, Entwertung, Verleugnung, projektive Identifizierung); bedrohliche Selbstanteile werden in den Partner projiziert.
Objektwahrnehmung	Fähigkeit, zwischen innerer und äußerer Realität sicher zu unterscheiden; äußere Objekte ganzheitlich, kohärent, mit eigenen Rechten und Absichten wahrzunehmen; Empathiefähigkeit; Störung: Gegenüber wird in grob verzerrender Form nur teilweise wahrgenommen; er wird zum Reizschutz missbraucht, zur Selbststabilisierung, zur Spannungsregulierung; Wahrnehmung des Gegenüber als nur gut oder nur schlecht; keine Einfühlung in Schwächen und Sorgen des Anderen; starke Entwertung des Anderen, wenn Wünsche nicht erfüllt werden, ohne Anerkennung von dessen Wünschen.
Objektbeziehung	Wichtige Beziehungen werden geschützt; Fähigkeit zur Abgrenzung von problematischen Beziehungen; Störung: Gefährdung zentraler Beziehungen durch destruktive Impulsivität, welche als gerechtfertigte Reaktion angesehen wird.
Kommunikation	Nach außen: Fähigkeit, sich empathisch auf andere auszurichten

	und sich ihnen mitzuteilen; affektive Signale des anderen verstehen; eigene Interessen aufrechterhalten und andere angemessen berücksichtigen; angemessene Emotionsmitteilung; Konflikte können ausgehalten werden. Nach innen: Emotionen erleben; Erlebnisräume erweitern durch Fantasie; realitätsgerechter Körperbezug; Führen innerer Dialoge. Störung: Unfähigkeit zum Verstehen fremder Affekte und Gefühle; Gefühlsambivalenz wird nicht ausgehalten; Konflikte können nicht eingegrenzt werden; Distanzlosigkeit; unbewusste Manipulation des Anderen aus Schwäche und Unvermögen.
Bindung	Fähigkeit, innere Repräsentanzen des anderen zu errichten und längerfristig affektiv zu besetzen (Objektinternalisierung, Objektkonstanz); Fähigkeit zu variablen Bindungen; Wechsel von Bindung und Lösung; Interaktionsregeln zum Schutz der Bindung entwickeln; Hilfe annehmen. Störung: Fehlende Objektkonstanz; starkes Schwanken zwischen Liebe und Hass, Nähe und Distanz; Ambivalenz wird nicht ertragen; keine Verinnerlichung beschützender, tröstender und wertschätzender Objekte; Hilfe von anderen kann nicht angenommen werden.

Quelle: Leichsenring 2006, S. 17, ergänzt durch einige Definitionen in OPD-2, die Leichsenring nicht berücksichtigt. Ergänzt ferner durch Wöller/Kruse 2010, S. 66-68

7.6.3.1 Gestörte Strukturbestandteile

Wie so häufig finden wir auch beim Thema Struktur unterschiedliche Ordnungsversuche. Die obige Tabelle von Leichsenring beschreibt für eine Reihe von seelischen Fähigkeiten die gesunde und die gestörte Variante. Die folgende Tabelle von Rudolf (2006) konzentriert sich auf die Beschreibung der Störungen. Auch hier kann der Therapeut nachschlagen, was eventuell auf seinen Patienten zutrifft.

Tabelle 15: Beschreibung gestörter Strukturbestandteile (nach Rudolf)

I. Kognitive Ebene
Das Selbst wahrnehmen

1.1 Selbstreflexion beeinträchtigt. Patient hat Mühe, seine Person und deren Innenvorgänge wahrzunehmen und in Worte zu fassen.

1.2 Eingeschränkte Affektdifferenzierung. Die eigene emotionale Situation kann in der Eigenwahrnehmung nicht deutlich geklärt werden.

1.3 Unsicheres Gefühl der eigenen Identität Es ist für den Patienten schwierig, ein Gefühl der Kontinuität und Kohärenz des eigenen Selbst als ein Gefühl der Identität zu erleben.

Die Objekte wahrnehmen

1.4 Eingeschränkte Selbst-Objekt-Differenzierung: Es fällt dem Patienten schwer, Gedanken, Bedürfnisse und Impulse anderer sicher von seinen eigenen zu unterscheiden.

1.5 Eingeschränkte ganzheitliche Objektwahrnehmung: Andere können in ihren unterschiedlichen, erwünschten und unerwünschten Aspekten und in ihren Widersprüchen nicht wahrgenommen werden.

1.6 Eingeschränkte realistische Objektwahrnehmung: Andere Menschen oder die äußere Realität schlechthin können nicht realistisch, d. h. unabhängig von eigenen Projektionen, Wünschen und Ängsten wahrgenommen werden.

II. Regulative Ebene

Das Selbst regulieren

2.1 Eingeschränkte Impulssteuerung: Handlungsimpulse, vor allem aggressiver Art, können nicht gut gesteuert werden.

2.2 Affektregulierung: Heftige eigene Affekte können nicht ertragen und schwer reguliert werden.

2.3 Eingeschränkte Selbstwertregulierung: Es besteht eine hohe Kränkbarkeit und die Schwierigkeit, den in Frage gestellten Selbstwert wiederzugewinnen.

Den Bezug zu den Objekten regulieren

2.4 Eingeschränkte Fähigkeit, Beziehungen zu schützen: Aufgrund von vorwiegender interpersoneller Abwehr können Beziehungen nicht vor eigenen störenden und destruktiven Impulsen geschützt werden.

2.5 Eingeschränkter Interessenausgleich: Es ist in Beziehungen schwer möglich, die eigenen Interessen aufrechtzuerhalten und die Interessen anderer angemessen zu berücksichtigen.

2.6 Eingeschränkte Antizipation: Es ist nicht möglich, die zu erwartenden Reaktionen anderer zu antizipieren.

III. Emotionale Ebene

Emotionale Kommunikation nach innen

3.1 Eingeschränkte Affektgenerierung: Dem Patienten sind bestimmte Affekte nicht verfügbar und können auch mimisch und sprachlich nicht ausgedrückt werden.

3.2 Eingeschränkte Fantasietätigkeit: Es ist dem Patienten schwer möglich, Fantasien zu entwerfen und sie handlungsvorbereitend zu nutzen.

3.3 Eingeschränktes Körperselbst: Die emotionale Wahrnehmung des eigenen Körpers und dessen emotionale Lebendigkeit sind eingeschränkt.

Emotionale Kommunikation mit anderen

3.4 Eingeschränkte Kontaktfähigkeit: Es fällt schwer, anderen gegenüber Gefühle zuzulassen, Besetzungen zu wagen und ein Wir-Gefühl (Reziprozität) anzustreben.

3.5 Eingeschränkter Affektausdruck: Es fällt schwer, eigene Affekte für andere deutlich erkennbar auszudrücken und sich von den Affekten anderer erreichen zu lassen.

3.6 Eingeschränkte Empathiefähigkeit: Es fällt schwer, sich in die Innenwelt eines anderen hineinzuversetzen und die Situation aus seiner Perspektive zu betrachten.

IV. Bindungsebene

An innere Objekte gebunden sein

4.1 Eingeschränkte Internalisierung: Es fällt schwer, positive Beziehungserfahrungen zu bewahren und prosoziale objektbezogene Affekte aufzubauen.

4.2 Fehlende positive Introjekte: Es fehlen positive innere Beziehungserfahrungen, mit deren Hilfe jemand sich beruhigen, trösten und schützen kann.

4.3 Eingeschränkte Variabilität der Bindung: Die inneren Objektqualitäten sind stereotyp.

An äußere Objekte gebunden sein

4.4 Eingeschränkte Bindungsfähigkeit: Es fällt schwer, sich emotional an andere zu binden und ihnen gegenüber Dankbarkeit, Fürsorge oder Schuld zu erleben.

4.5 Unfähigkeit, Hilfe anzunehmen: Es fällt schwer, die Unterstützung, Anleitung oder Entschuldigung von anderen anzunehmen.

4.6 Eingeschränkte Unabhängigkeit: Es fällt schwer, Abschiede zuzulassen und sich notfalls von wichtigen Anderen zu lösen.

Quelle: Rudolf 2006, S. 60-61. Als eigentliche Quelle siehe Kapitel „OPD-2 Strukturcheckliste" in: Arbeitskreis OPD 2006, S. 432-440

7.6.3.2 Strukturniveau

Die Einteilung des Strukturniveaus erfolgt anhand von Polaritäten, die an Ich-Funktionen angelegt werden. Die Polaritäten sind

- unreif – reif,
- präödipal – ödipal,
- gute Integration – Desintegration oder
- undifferenziert – differenziert.

Die Einschätzung des Strukturniveaus ist von Bedeutung für die Wahl des therapeutischen Vorgehens und die Prognose des Behandlungserfolgs. Das Strukturniveau gibt Hinweise darauf, wie man am besten mit den Patienten spricht und was man ihm zumuten kann. Es gibt auch ein Hinweis darauf, was der Patient noch kann und welche reifen Rest-Strukturen als Unterstützer für den Besserungsprozess herangezogen werden können. Hinweise auf das Strukturniveau ergeben sich von praktisch überall her:

- aus der Art der biografischen Erzählung,
- aus der Gestaltung der Beziehung zum Therapeuten,
- aus der Schilderung von frühen und aktuellen Beziehungen,
- aus der Art der Bewältigung von Schwellensituationen,
- aus der Art der Bewältigung von Konflikten,
- aus der Einschätzung der eigenen Person

und vielem mehr. Dieses ist eine der Gelegenheiten, wo der Therapeut seine Erfahrung und seine Empfindung (Gegenübertragung) voll einsetzen kann.

In OPD-2 werden diese Strukturmerkmale in vier Klassen bzw. Niveaus – von „gut integriert" bis „desintegriert" – eingeteilt.

Tabelle 16: Die vier Strukturniveaus nach Rudolf und OPD

Strukturniveau gut integriert
Es gibt Nähe zu den Objekten und Möglichkeiten der Distanzregulierung; Sicherheit und Versorgung werden erlebt; es gibt ein autonomes Selbst mit der Erfahrung psychosexueller und sozialer Identität. Es gibt die Möglichkeit, konflikthafte Erfahrungen intrapsychisch durchzuspielen (psychischer Binnenraum); es bestehen normative Instanzen, die Maßstäbe setzen; es gibt Steuerungsmöglichkeiten, die Konflikte intrapsychisch halten.
zugehörige Angst: Angst um die Gefährdung der Beziehung zwischen Selbst und Objekt; Angst vor Verlust der Liebe des Objekts; Angst um die eigene psychosexuelle soziale Identität; Angst vor Beschädigung, Bestrafung, Zurückweisung.
Strukturniveau mäßig integriert
Die Erfahrung von Nähe, Bindung, Autonomie, Identität ist nur eingeschränkt möglich. Die entsprechenden Bedürfnisse sind heftig, die Konflikte sind scharf, die Steuerung ist schwierig. Das Selbst ist bedürftig und kränkbar. Es besteht Tendenz zur Selbstentwertung. Die Objekte, die das Gute gewähren könnten, entziehen sich, fordern und strafen. Konflikte können nur mit Mühe intrapsychisch gehalten werden und brechen ins Interpersonelle durch.
zugehörige Angst: Angst vor den eigenen heftigen Impulsen (Gier, Hass, Neid); Angst vor Verlust der Kontrolle und Steuerung; Angst, von dem gewährenden Objekt verlassen zu werden, das Objekt zu verlieren; Angst vor Beschämung und Beschuldigung.
Strukturniveau gering integriert
Die positive Erfahrung von Nähe, Bindung, Autonomie, Identität wird nicht gemacht, entsprechende negative Aspekte stehen im Vordergrund. Die Objekte erscheinen zerstörend, verfolgend, nur böse (oder als Sehnsuchtsobjekte ideal gut). Das Selbst ist sehr bedürftig, sehr kränkbar, sehr impulsiv. Das Selbst entwickelt keine objektbezogenen Affekte, wenig Empathie, schwierige Kommunikationstechniken. Konflikte werden interpersonell erfahren.
zugehörige Angst: Angst vor den gnadenlosen Objekten, die verfolgen, quälen, zerstören (mangels Empathie); Angst vor der aggressiven Überwältigung und Auslöschung durch die gefährlichen Objekte; Angst vor dem auslöschenden Gekränktwer-

den; Angst vor der eigenen impulsiven Triebhaftigkeit (Aggressivität, Sexualität, Oralität).

Desintegriertes Strukturniveau

Das Selbst ist inkohärent, es wird von negativen Affektzuständen überflutet. Triebimpulse haben Partialtriebcharakter. Ausgeprägte Abwehrvorgänge der Dissoziation, Spaltung, Projektion regulieren Innenwelt und Außenwahrnehmung. Durch Identifikation mit partiellen Aspekten erhalten Selbst und Objekte ein scheinbar glattes Bild, Handlungen erfolgen in dissoziativen Bewusstseinszuständen. Gute innere Objekte sind nicht verfügbar. Empathische Objektwahrnehmung ist nicht möglich.

zugehörige Angst: Angst vor Selbstauflösung und Selbstverlust; Angst vor unheimlichen Objekten; Angst vor den eigenen Partialtrieben.

Quellen: Rudolf 2006, S. 63-64, Tab. 4-5 „Erfahrungen des Selbst auf unterschiedlichen Strukturniveaus", ferner Arbeitskreis OPD, 2., überarbeitete Auflage 2009, S. 432–440

7.6.3.3 OPD-Strukturcheckliste

Der Arbeitskreis OPD hat eine „Strukturcheckliste" zusammengestellt. Darin werden die vier Strukturqualitäten von „gut integriert" bis „desintegriert" auf personale Strukturbestandteile angewendet. Diese Strukturbestandteile sind:

Tabelle 17: OPD-2-Strukturliste

1.1 Kognitive Fähigkeit: Selbstwahrnehmung

- 1.1 Selbstreflexion
- 1.2 Affektdifferenzierung
- 1.3 Identität

1.2 Kognitive Fähigkeit: Objektwahrnehmung

- 1.4 Selbst-Objekt-Differenzierung
- 1.5 Ganzheitliche Objektwahrnehmung
- 1.6 Realistische Objektwahrnehmung

2.1 Steuerungsfähigkeit: Selbstregulierung

2.1 Impulssteuerung

2.2 Affekttoleranz

2.3 Selbstwertregulierung

2.2 Steuerungsfähigkeit: Regulierung des Objektbezugs

2.4 Beziehungen schützen

2.5 Interessensausgleich

2.6 Antizipation

3.1 Emotionale Fähigkeit: Kommunikation nach innen

3.1 Affekte erleben

3.2 Fantasien nutzen

3.3 Körperselbst

3.2 Emotionale Fähigkeit: Kommunikation nach außen

3.4 Kontaktaufnahme

3.5 Affektmitteilung

3.6 Empathie

4.1 Fähigkeit zur Bindung: Innere Objekte

4.1 Internalisierung

4.2 Introjekte nutzen

4.3 Variable Bindungen

4.2 Fähigkeit zur Bindung: Äußere Objekten

4.4 Bindungsfähigkeit

4.5 Hilfe annehmen

4.6 Bindung lösen

Quelle: 13. Kapitel „OPD-Arbeitsmaterialien", OPD-2-Strukturliste, S. 432-440

In dieser Liste wird jeweils kurz erläutert, was es zum Beispiel bedeutet, in der Ich-Struktur-Variablen „4.4 Bindungsfähigkeit" ein „gut integriertes" Strukturniveau zu haben, nämlich: „Andere haben emotionale Bedeutung; es bestehen die Fähigkeit und der Wunsch, sich an sie zu binden. Um bestehende Beziehungen zu schützen, werden Interaktionsregeln entwickelt; keine Objektabhängigkeit." Und in der Spalte „desintegriert" heißt es: „Sehr symbiotische Beziehungen oder ängstliche Wahrung der Autonomie und Vermeidung von Objektbindungen".

Material: Die vollständige OPD-2-Strukturcheckliste zum Download unter *geraldmackenthun.de/Diagnostik*.

In den Gegenübertragungsgefühlen zeigen sich Ich-Strukturmängel des Patienten relativ rasch. Bei Therapeuten herrscht in der Regel ein freundlich-abwartendes Interesse vor. Bei Strukturmängeln fühlt sich der Therapeut schnell überfordert, verwirrt, instrumentalisiert oder manipuliert. Schnell oder verzögert entstehen aversiv-aggressive Reaktionen, z.B. das Bedürfnis, sich über den Patienten lustig zu machen, ihn ironisch zu kommentieren, ihn quälen zu wollen, ihn aufbrechen zu wollen, ihn paternalistisch führen zu wollen etc. (Wöller/Kruse 2010, S. 68).

7.6.3.4 Unterschied strukturelle Störung – neurotische Störung

Für den Bericht ist es wichtig, eine neurotische Störung von der strukturellen Störung zu unterscheiden. Die folgende Tabelle hilft dabei.

Tabelle 18: Vergleich Strukturelle Störung - neurotische Störung

Strukturelle Störung	**Neurotische Störung**
Das passiv Erfahrene kann emotional nicht ertragen werden (strukturell beeinträchtigte Regulation) = **interpersonelles Problem**	Aktive Wünsche, Bedürfnisse, Impulse können aus inneren (neurotischen) Gründen nicht realisiert werden (neurotisch blockierte Eigenaktivität) = **intrapsychisches Problem**
• eingeschränkte Verfügbarkeit über jene Funktionen, die zur Regulation des Selbst und seiner Beziehungen erforderlich sind,	• Zweifel an der eigenen Kompetenz und Berechtigung (zu tun oder zu sein), • konflikthaft widersprüchliche Handlungsmotive führen zu Spannungs- und

• sich selbst und andere kognitiv differenzieren zu können, • sich selbst, sein Handeln, Fühlen und den Selbstwert steuern zu können, sich selbst und die anderen emotional verstehen zu können, zu anderen in emotionalen Kontakt zu treten, • emotional wichtige Beziehungen innerlich zu bewahren, • sich selbst im Gleichgewicht zu halten und eine Orientierung zu finden. • Emotionen können nicht ausreichend mimisch und sprachlich zum Ausdruck gebracht werden, empathisch und situativ verstanden werden, gesteuert und ertragen werden; • sich selbst, die Welt, die Objekte, die Situation emotional nicht verstehen können, • von Affekten und Impulsen überflutet werden/affektiv erstarren, • sich von anderen abgeschnitten oder mit ihnen verwickelt fühlen, sich innerlich nicht auf positive Erfahrungen stützen können, sich selbst verlieren und ohne Orientierung sein, • Notwendigkeit von Gegenmaßnahmen, welche stimulieren, beruhigen, strukturieren (Selbstverletzung, Essanfall, Suchtmittel etc.). • Intensives, nicht zu erfüllendes An-	Unlustzuständen, • negative Affekte der ängstlichen Angespanntheit, des resignativen Zweifels, der Selbstunsicherheit und der körperlichen Missempfindung, • die Unzufriedenheit bleibt wesentlich auf die eigene Person gerichtet, • den Objekten gelten traurige Enttäuschung und latente Wut, • blockierte Handlungsfähigkeit, • unerfüllte objektgerichtete Bedürfnisse, • Widersprüchlichkeit von Handlungsimpulsen, • negative Objektbilder (versagend, zurückweisend, entwertend, beschämend etc.), • negative Affekte, ausgelöst durch die erlebten Einstellungen der Objekte (Angst, Scham, Schuld, Ärger, Verlust von Freude /Stolz), • negative Selbstbewertungen, ausgelöst durch die erlebte Einstellung der Objekte (Zweifel am Selbstwert und an der Handlungskompetenz), • neurotische Bewältigungsmuster (histrionisch, zwanghaft, dependent etc.), • negative Zukunftserwartung, • dysfunktionale Beziehungsbereitschaft/Übertragungsbereitschaft (Rückzug, Unterordnung, Opferposition, Präventivaggression etc.). • Reaktion: Angst, Scham, Schuld, Ärger (objektbezogene Reaktionen), Anpas-

gewiesensein auf die Bestätigung anderer. • Wenn nicht, droht Beziehungsabbruch. • Reaktion: emotionale Überflutung mit Verzweiflung, Schmerz, Empörung, Selbstschädigung, Sucht,Gewalt.	sung, Auflehnung, Abwehr.

Quelle: Rudolf 2006, S. 48-50

Der Fragebogen „Selbsteinschätzung struktureller Kompetenzen" (SSK), entwickelt von Gerd Rudolf (2011), enthält 24 Selbsteinschätzungsitems. 21 von ihnen korrelieren stark mit Strukturdefiziten. Dieser Test gibt einen klaren Hinweis auf Art und Stärke eines Strukturdefizits – oder eben des Fehlens.

7.6.4 Unterscheidung Konflikt und Neurose

Struktur und Konflikt sind zwei verschiedene Blickwinkel auf den Patienten, können aber manchmal durchaus miteinander kombiniert werden. Rudolf (2006) hat den Unterschied einmal plastisch in einer *Bühnen-Metapher* beschrieben.

Die Störung des Patienten müsse man sich wie eine Theateraufführung vorstellen. Wir sitzen im Zuschauerraum und beobachten das Geschehen. Auf der Bühne agieren die inneren Figuren des Patienten miteinander. Die Struktur des Patienten ist die Bühne selbst, die Bühne ist die Struktur. Ist diese in Ordnung, können wir dem Theaterstück um Konflikt und Neurose vielleicht folgen. Ist die Bühne beschädigt, wird man die handelnden Personen nicht verstehen können. Anders ausgedrückt: Je schwächer die Struktur des Patienten ist, desto weniger lässt sich der Konflikt erkennen. Im Fall einer strukturell bedingten Problematik wäre die Suche nach dem dramatischen neurotischen Geschehen erschwert. Bei Patienten mit Strukturdefizit muss also viel stärker an der Konstruktion einer stabilen Bühne gearbeitet werden (die Bühnenmetapher findet sich auch bei Jungclaussen 2013, S. 96).

Strukturbezogen wird dort gearbeitet, wo die Ich-Struktur des Patienten spürbare Defizite aufweist. Dies ist zum Beispiel bei den frühen Störungen und bei der Borderline-Störung nötig. Die konfliktbezogene Psychotherapie ist eher bei den reiferen Störungen angesagt, den so genannten Neurosen (Phobie, Zwänge, sexuelle Abweichungen, Anpassungsstörung, Depression, Unglücklichsein, nicht weiter wissen usw.).

Jungclaussen hält Konflikt und Struktur für die beiden Seiten einer Medaille (2013, S. 102). Letztlich handelt es sich um eine erkenntnistheoretische Frage: Was war zuerst da – Konflikt oder Struktur? Rudolf und OPD gehen davon aus, dass es zunächst einer rudimentären Struktur bedarf, auf der sich ein Konflikt bilden kann. Es gibt Mischformen, wenn Konflikte Strukturdefizite überdecken. Traumata können Strukturdefizite hervorrufen. Konflikt und Trauma können sich miteinander verschränken.

Hier ein Versuch, Konflikt- und Strukturstörung voneinander abzugrenzen:

Tabelle 19: Abgrenzung von Konflikt- und Strukturstörung

Neurotische (Konflikt-) Störung	Struktur- bzw. Persönlichkeitsstörung
leichte bis mittelschwere Störung	mittelschwere bis schwere Störung
umfangreiche Ich-Funktionen vorhanden	es fehlen grundlegende Ich-Funktionen wie Reflexion und Versprachlichung, eingeschränkte Affektregulierung
reflektierend	eher agierend
verlässliche Pat.-Therapeuten-Beziehung	ständige Testung der Verlässlichkeit der Beziehung
Pat. ist belastbar, Deutungen sind möglich	Therapeut muss ständig stützen, bestätigen und ermutigen; leichte Irritierbarkeit des Patienten
Regression möglich, evtl. gewünscht	Regression muss vermieden werden
offene Therapie	starke Strukturierung nötig (Suizidalität!)
Zuverlässigkeit	Einhegung selbstschädigenden Verhaltens
ambulant	evtl. erst stationäre Beruhigung

freundlich-wohlwollende Gegenübertragung	angespannte, ablehnende Gegenübertragung

7.7 Ressourcenperspektive

Hat der Patient genügend persönliche und soziale Ressourcen, um von einer Therapie profitieren zu können?

Der Patient hat nicht nur Probleme und Störungen, sondern in fast allen Fällen auch noch Reste von oder sogar gut ausgebaute Problemlösungsfähigkeiten, die reaktiviert oder verstärkt werden können. Es sind nicht nur die (Struktur-)Defizite zu betrachten, sondern auch die Stärken. Dabei kommt es nicht ausschließlich auf die objektive Schwere der Probleme an, sondern auf die Gewichte, die die Probleme einerseits und die Bewältigungsressourcen andererseits auf die Waagschalen bringen. Einige Menschen brechen schon unter kleinen Belastungen zusammen, andere bewältigen auch große Herausforderungen, ohne psychisch zu dekompensieren. Eine Abschätzung der Ressourcen gibt entscheidende Hinweise auf die Prognose einer Therapie. Die Ressourcenaktivierung kann schon früh im Therapieprozess versucht werden und wirken, am ehesten durch eine konkrete Ermutigung oder durch eine „Hausaufgabe", die erfolgreich bewältigt wird. Klaus Grawe betrachtet die Ressourcenaktivierung als einen eigenständigen therapeutischen Wirkfaktor. In der Probatorik geht es zunächst nur um eine grobe Abschätzung der inneren und äußeren Hilfsmittel des Patienten.

Tabelle 20: Innere und äußere Bewältigungsressourcen

Persönliche (*interne*) Bewältigungsressourcen können sein:

- Partnerschaftszufriedenheit;
- gutes psychisches Befinden, z.B. Selbstvertrauen und Optimismus;
- eine hohe Selbstwirksamkeitserwartung und ein hohes Selbstwertgefühl;
- Wissen über Problemlösungsstrategien:
- Aktivität statt Rückzug;
- Muße statt Alkohol, Bewegung statt Fernsehen etc.;
- das kritische Auseinandersetzen mit Alternativen, das Abwägen und Erkunden verschiedener Möglichkeiten;

- das Aushalten von Widersprüchen.

Äußere (*externe*) Bewältigungsressourcen können sein:

- Unterstützung durch den Partner;
- eine als gerecht eingeschätzte Arbeitsteilung;
- materielle Ressourcen in Form eines ausreichenden Haushaltseinkommens, einer ausreichend großen Wohnung etc.;
- finanzielle Unterstützung von außen;
- ausreichende Unterstützung durch Familienmitglieder, Freunde, Berater, Kollegen, Chefs oder Hilfsorganisationen und andere soziale Beziehungen in Form von Mithilfe im Alltag, finanzielle Zuwendungen und Orientierungshilfen;
- ausreichende Handlungsspielräume.

Der Therapeut sollte sich nicht nur für Krankheitsepisoden, Rückfälle und Verschlimmerung der Symptomatik interessieren, sondern auch auf symptomfreie Intervalle und Besserungen achten.

Material: Diagnostik von Ressourcen (stichwortartiger Überblick) im Internet unter *geraldmackenthun.de/Diagnostik*.

7.8 Psychosomatische Perspektive

Viele mentale Phänomene haben auch eine biologische Dimension, viele psychische Störungen gehen einher mit körperlichen Symptomen. Schocks, permanenter Ärger, chronische Überforderung und Selbstzweifel äußern sich in einer Fülle von mehr oder minder schweren körperlichen Beschwerden. Die Fülle der Kombinationen kann hier nicht dargestellt werden. Jedenfalls ergeben sich daraus neue und weitere Aufgaben für die Therapeuten, denn sie sollten die körperliche Seite des psychischen Geschehens immer mitbedenken und über die möglichen Zusammenhänge informiert sein. Konkret geht es um psychosomatisches Wissen. Die symptomübergreifende Perspektive erfordert die Zusammenarbeit mit den Ärzten, das Berücksichtigen somatischer Befunde zum Beispiel aus früheren Klinikaufenthalten und Überlegungen zur Medikation. Grundsätzlich gilt, dass etwa bei chronischen Kopfschmerzen, hartnäckiger Schlafstörung, Herzstechen und -rasen oder Schwindel eine körperliche Abklärung erfolgen muss. Einige Symptome im Zuge einer psychischen Störung dürfen und müssen in der Hand eines behandelnden Körpermediziners bleiben. Umgekehrt kann es vorkommen, dass Körpermediziner bei aller vertretbaren Diagnostik keine somatische Veränderung feststellen und dem Patienten raten, zum Psychologen zu gehen.

Auch hier sind die möglichen Kombinationen und Schwierigkeiten nicht gerade unendlich, aber doch ziemlich vielfältig. Ein echtes Problem ist die Angst vieler Patienten vor Medikamenten geworden, was eine notwendige therapieunterstützende Medikamenteneinnahme deutlich erschwert. Vergleichende Studien über die Effektivität von Psychotherapie oder Medikation als jeweils alleinige Maßnahme oder von beiden Ansätzen zusammen zeigen übereinstimmend, dass „Neurochem" (Medikamente) und „Neuro-chat" (Psychotherapie) einander zur optimalen Behandlungsform ergänzen. Beide Ansätze zugleich angewendet verstärken den positiven Effekt.

Wie der Geist ist der Körper in ständiger Bewegung. In einem Status der Gesundheit reguliert sich der Körper selbst im Sinne einer Homöostase. Die Selbstregulation kann unter Stress (was immer es konkret sein mag) wie auch im Normalzustand schleichend oder plötzlich entgleisen. Genauer gesagt stehen Botenstoffe nicht mehr im gewöhnlichen Umfang zur Verfügung, was organische Fehlfunktionen zur Folge hat. Die Wirkungen der verschiedenen im Körper aktiven Substanzen (wie Serotonin, Noradrenalin, Acetylcholin, CRH, DHEA, Oxytocin, Östrogen, Gestagen, Progesteron, Prolactin, Testosteron, Tryptophan, Dopamin, Kortisol, Cortison, Adrenalin, jodhaltigen Hormone, Insulin, Vitamine und Mineralien) sind erstaunlich vielschichtig und kompliziert. Ist im Körper das Hormongleichgewicht gestört, kann dies zu Krankheiten wie der Depression führen. Eine mögliche Ursache der Depression ist eine Störung des Hormonhaushalts in der Schilddrüse. Alle sinnvollen therapeutischen Maßnahmen haben die Normalisierung und Wiederherstellung des natürlichen hormonellen Gleichgewichts zum Ziel. Es leuchtet ein, dass dies auch über Medikamente versucht werden muss; bei schweren Depressionen ist eine alleinige gesprächsweise Psychotherapie sinnlos.

Eine der wichtigsten Botenstoffe sind Hormone der Schilddrüse. Schilddrüsenhormone haben Eigenschaften, welche die Psyche beeinflussen können. Eine Schilddrüsenunterfunktion kann wie eine Depression mit Reizbarkeit, Überforderungsgefühlen, Konzentrationsstörungen, erhöhte Ängstlichkeit und Schlafstörungen aussehen. Eine Schilddrüsenüberfunktion (Hyperthyreose) zeigt sich in Unruhe (Rastlosigkeit), Ungeduld (Reizbarkeit) und Wutausbrüchen schon bei kleinen Anlässen sowie Schlaflosigkeit. Bei Erkrankungen der Schilddrüse sind diese psychischen Symptome hormonell bedingt und kein Ausdruck einer psychischen Störung. Die Untersuchung der Schilddrüse vor Aufnahme einer Psychotherapie ist unbedingt angezeigt. Die Hormonsubstitution durch ein entsprechendes Medikament kann die Symptome der Wechseljahre rasch lindern. Ob dann noch eine Psychotherapie indiziert ist, muss eine weitere Befragung ergeben. Es ist also zu warnen vor einer voreiligen psychischen oder psychosomatischen Diagnose. Jedenfalls ist die Möglichkeit einer gar nicht so seltenen hormonellen Fehlfunktion ein weiteres Argument dafür, als Therapeut eng mit Körpermedizinern zusammen zu arbeiten.

Die Psychosomatik ist alles andere als eine gefestigte Disziplin. Wer hier behauptet, er wisse über Ursachen und Therapien Bescheid, liegt bereits falsch. Auch der Psychotherapeut darf sein Unwissen eingestehen. Ein Beispiel: Fibromyalgie. Ein Teil der Experten geht von einer noch unbekannten somatischen Verursachung aus, während andere behaupten, es handele sich um ein somatoformes Schmerzsyndrom, welches die Diagnose „Somatisierungsstörung" (F45) rechtfertigt. Die Einflussmöglichkeit der Psychotherapie ist hier begrenzt. Man kann für diese unglücklichen Patientinnen (in der Mehrzahl trifft es Frauen) manchmal kaum mehr tun, als sie in einer entlastenden Lebensführung zu unterstützen.

Literatur: Köhler 2013; Köhler 2010

7.9 Neurobiologische Perspektive

Ursachen psychischer Störungen können auch in der Funktionsweise der Gene, in der Beschaffenheit und im Stoffwechsel des Gehirns und im endokrinen System liegen. Psychische Störungen können auf veränderten bio-chemischen Prozessen beruhen. Der Begriff neurobiologisch ist dabei weit gefasst und schließt u. a. biochemische, anatomische, neuroendokrine, physiologische und genetische (Gene, Epigenetik, Polymorphismen) Ansätze ein. Mit einer Vielzahl teilweise neuer Methoden genetischer, neurophysiologischer, neuropharmakologischer, neuroendokrinologischer und neuroanatomischer Art wurden dabei vielfältige psychologische und psychopathologische Korrelate struktureller und funktioneller Störungen der Hirnaktivität nachgewiesen (Wittchen & Hoyer 2011, S. 12f.). Die Symptome einer Depression beispielsweise korrelieren mit einer gestörten Expression von 5-HTT-1a-Neurotransmittern in bestimmten Hirnregionen. Die Behandlung besteht u.a. in der Gabe von serotonerg wirksamen Antidepressiva. Dabei ist zu beachten, dass derartige Medikamente nur in

60 bis maximal 80 Prozent der Kranken wirken. Das liegt nicht an de Unzulänglichkeit der Medikamente, sondern an ihrer noch weitgehenden Unspezifität und an den individuell unterschiedlichen Rezeptoraktivität im Patienten selbst.

„Psychologie und Hirnforschung beziehen sich auf ganz unterschiedliche Analyseebenen; sie können daher nicht in Konkurrenz zueinander stehen. Vielmehr kann ihr Verhältnis – dort wo sich Berührungspunkte bieten – nur das einer Kooperation sein" (Fiedler et al. 2005, S. 59, zit. in Wittchen & Hoyer 2011, S. 13). Nach dem traditionellen psychodynamischen Modell sind die Ursachen psychischer Störungen primär intrapsychischer und nicht biologischer Natur. Dieses Modell ist zu eng geworden, wenn es nicht sogar falsch ist.

Wir sagten weiter oben, Versuchungen und Versagungen verhalten sich zu den verdrängten Wünschen und Konflikten wie der Schlüssel zum Schloss. „Aus hirnphysiologischer Sicht können wir das Wirken des konflikthaften Auslösers auch so verstehen, dass dieser im limbischen System diejenigen Lösungsmechanismen und emotional-kognitiven Schemata lostritt, mit denen man früher in der gleichen Situation umgegangen ist" (Jungclaussen 2013, S. 130).

Der Therapeut sollte offen sein für neurobiologische Modelle, doch viele (nicht alle) psychodynamischen Modellvorstellungen bleiben vorläufig gültig und praktikabel (Mackenthun 2018). Es ist unbestritten, dass sich die Aktivitätsinseln im Gehirn eines Depressiven oder einer Traumatisierten unter Psychotherapie verändern, aber es ist bis auf weiteres nicht möglich, gezielt in die Amygdala oder das limbische System einzugreifen, auf dass eine Verbesserung des psychischen Befindens erfolgt. Noch weniger kann man sich das beim Vorhandensein von Konflikten vorstellen. Hier ist nur denkbar, über mentale und kognitive Fähigkeiten eine Lösung zu versuchen. Und welchen Vorteil hätte es für einen Patienten, wenn man ihm sagt, sein Schwierigkeiten liegen in der bindungstraumatisch verminderte präfrontale Modulation basaler limbischer Strukturen? Beziehungstheoretische Vorstellungen sind doch viel plausibler.

Stehen Tiefenpsychologie und Neurophysiologie im Widerspruch oder ergänzen sie sich? Das zwischenmenschliche Gespräch ist eine andere kategoriale Ebene als die Arbeit mit dem Hirnscanner. Erkenntnisse über die Arbeitsweise des Gehirns geben aber einige Hinweise, die für Tiefenpsychologen wichtig zu sein scheinen:

- Frühe neuronale Verbindungen prägen unser späteres Verhalten

- Die „infantile Amnesie“ ist unvermeidlich
- Es gibt implizite Erfahrungen aus den ersten Lebensjahren, sogar intrauterin
- Träumen haben sie keine psychische Funktion, sondern sind Ergebnis autonomer neuronaler Aktivität
- Einige Störungen wie die Zwangserkrankung oder die Psychose haben vermutlich keine psychische Funktion, sondern resultieren aus der Überaktivität bestimmter neuronaler Bahnen
- Es gibt schnelle und langsame Veränderungen des Gehirns: schnell durch Traumata, langsam durch Gespräche, Einsicht, neue Erfahrungen usw.
- Das Gehirn verarbeitet Informationen u.a. nach vorhandenen Schemata und assoziativ, d.h. man kommt nur schwer aus den erworbenen Denk- und Gefühlsgleisen heraus. Das scheint mit der Grund für die lange Dauer von Therapien zu sein. Kurze Therapien können kurz sein, weil sie im Individuum offenbar auf neuronale Bereitschaften treffen, die leicht zu aktivieren sind. Die Therapiedauer ist offenbar nicht in das Belieben von Patient und Therapeut gestellt.

Literatur: Deneke 2013

7.10 Kognitiv-behaviorale Perspektive

Neurosen und psychische Störungen können ebenso gut als kognitive und emotionale Fehlanpassungen auf der Grundlage einer nicht näher bekannten Vulnerabilität einerseits und erlernter, dysfunktionaler Schemata andererseits aufgefasst werden. Lernen am falschen Modell führt zu inadäquaten oder nicht ausreichenden Verhaltens- und Einstellungsmustern, was sich in kognitiven Prozessen (Aufmerksamkeit, Erinnern, Denkmuster, Attributionsmuster, Problemlösen) zeigt.

Diesem Modell liegen vor allem die Verhaltenstherapie und die kognitive Therapie zugrunde. Da auch in einer psychodynamischen Psychotherapie der Patient etwas lernen soll, hat fast jede tiefenpsychologisch-analytische Therapie verhaltenstherapeutische Anteile. Der Lernaspekt in der dynamischen Therapie besteht darin, dass neue Erkenntnisse und Einsichten in den alltäglichen Lebensvollzug übernommen werden sollen (Wittchen & Hoyer 2011, S. 12). Nur die orthodoxe Psychoanalyse wehrte sich gegen die Einsicht, dass Veränderung auf Lernen beruht und sich in verändertem Verhalten (einschließlich Denken und Fühlen) zeigt. Lernen bezieht sich immer auf einigermaßen dauerhafte Veränderungen der Kompetenz.

Behavioristen (Watson, Skinner u. a.) waren und sind vor allem an den Mechanismen des Lernens interessiert. Das Lernmodell fragt danach, was der Patient in Laufe seines Lebens gelernt und erworben hat und welche Verhaltens- und Denkschemata daraus erwuchsen. Dieses Modell hängt eng zusammen mit der Konditionierung und wird folglich vor allem in der Verhaltenstherapie verwendet. Die Idee von der „erlernten Hilflosigkeit“ (Martin Seligman) beispielsweise geht davon aus, dass man durch Erfahrung lernt, aber manchmal das Falsche und Dysfunktionale. Es gibt auch verfehlte, unzureichende oder unterbrochene Lernvorgänge. Die Therapie besteht in der Dekonditionierung und/oder Desensibilisierung. Die Verhaltenstherapie beschäftigt sich viel weniger mit der Entstehung (Ätiologie) von neurotischen Störungen als mit der Behandlung von Symptomen. Sie musste erkennen, dass die Konditionierung sehr schnell geht, das Verlernen aber sehr lange dauert.

Behavioristen und Lerntheoretiker sehen den Organismus weitgehend als Tabula rasa an, der erst durch seine Lernerfahrungen gebildet wird. Das unterscheidet sie fundamental von den Tiefenpsychologen. Mit dem kognitiven Modellansatz nähern sie sich aber schon seit geraumer Zeit an die Tiefenpsychologie an. Die Selbstwahrnehmung der Person und die Wahrnehmung ihrer Beziehungen und ihrer Umwelt gewinnen auch im behavioralen Ansatz an Bedeutung.

Unter den vielen möglichen kognitiven Faktoren, die das Verhalten einer Person leiten und fehlleiten können, sind z. B. die wahrgenommene Kontrolle über Verstärker, die Überzeugungen einer Person, kritische Situationen bewältigen zu können, und ihre Interpretation der Ereignisse, z. B. hinsichtlich situativer und persönlicher Einflussfaktoren. Im Hinblick auf die psychischen Störungen geht der kognitive Ansatz davon aus, dass diese das Resultat einer fehlerhaften Wahrnehmung von objektiven Situationswirklichkeiten und/oder fehlerhafter Schlussfolgerungen oder Problemlösungen sind. Die „kognitive Therapie“ nach Timothy Aaron Beck (1967, Beck & Freeman 1990) hat großen Einfluss auf die Verhaltenstherapie.

Literatur: Hoffmann & Hochapfel 2009, S. 73–77; Wittchen & Hoyer 2011, S. 19.

7.11 Bedürfnisperspektive

Die Triebtheorie wirkt insgesamt immer noch für viele oft befremdlich und lebensfern. Die Konflikttheorie beruht auf der Triebtheorie. Mit Maslow (1943) und Dornes (2002) hat sich eingebürgert, nicht von Trieben, sondern von *grundlegenden Bedürfnissen* zu sprechen, die zugleich Motive sind, die nach Realisierung streben:

- biologische und körperliche Bedürfnisse
- elementares Bedürfnis nach Bindung
- Grundbedürfnis, Neugier zu befriedigen und sich selbst zu behaupten
- Grundbedürfnis nach Rückzug bzw. nach Abwehr von unangenehmen Reizen
- Grundbedürfnis nach sinnlichem Vergnügen, Zärtlichkeit und sexueller Erregung.

Quelle: Jungclaussen 2013, S. 47

Freud ging von nur zwei Trieben (Sexualität und Aggression) aus, die befriedigt werden müssen. Die Neopsychoanalyse selbst hat dieses Konzept als viel zu eng verworfen. Deneke hat 21 Wünsche, Bedürfnisse und Bestrebungen empirisch als wichtig detektiert (Deneke 2013, S. 63–81). Auf die kann hier nicht eingegangen werden. Er gruppiert die Bedürfnisse nach Motivkomplexen:

- Selbstbestimmung und die Fähigkeit, sich zu wehren
- vertrauensvolle und verlässliche Beziehungen und die zeitweilige Ruhe vor solchen Beziehungen
- Ideale und Gewissen: akzeptierbares Gewissen, Treue zu den persönlichen Idealen, Durchsetzungsfähigkeit und Helfenkönnen, angstfreies Leben
- Lust, Neugier, Kreativität, Fantasie
- Grandiosität, siegreiche Konkurrenz, Aufmerksamkeit, Einfluss
- Überleben.

Unerfüllte Wünsche und nicht gelebte Bedürfnisse können ebenso krankmachend sein wie Konflikte, unerträgliche Gefühle oder quälende Erinnerungen (posttraumatische Belastungsstörung). All das sind Determinanten, die die Herausbildung psychischer Störungen befördern. Es wäre also in der Diagnostik zu fragen, ob grundlegende Bedürfnisse befriedigt wurden und welche Konsequenzen die Nichtbefriedigung hervorruft.

8 Weitere Themen der Probatorik

Wie bereits angedeutet, kann man Erstgespräch, Anamnese und Probatorik nur ungenau voneinander abgrenzen. In diesem Kapitel werden – etwas willkürlich – weitere zu beachtende Punkte abgehandelt, die in den ersten beiden Gesprächen bzw. Kontakten noch keine Rolle zu spielen haben, aber im Laufe der Probatorik unbedingt zu klären sind.

8.1 Therapieziele und Therapiefokus

Die Problembeschreibung sollte zwar angemessenen Raum bekommen, aber so früh wie möglich auf taktvolle Weise in eine Zielorientierung übergehen. Hier ist die Frage nach dem „was stattdessen?" hilfreich und zielführend – was soll an die Stelle der Probleme treten? Ziele sollen positiv formuliert und als erstrebenswerte Alternative zur Problembeschreibung erscheinen. Sie müssen ausreichend konkret, verhaltensnah und möglichst präzise operationalisiert werden. Außerdem müssen sie im Kontrollbereich der Person liegen. Bei der Zielerreichung stellen sich hoffentlich positive Emotionen ein. Das fördert Zuversicht und begünstigt den Gesamterfolg der Therapie. Es sollten vorzugsweise Ziele formuliert werden, die für den Patienten emotional wirksam sind.

Tabelle 21: Anforderungen an Ziele einer Psychotherapie

- Es sollen die Ziele des Patienten sein, nicht die seiner Angehörigen oder seines Therapeuten.
- Die Ziele sollen mit den Möglichkeiten der zeitlich begrenzten Therapie erreichbar sein.
- Die Ziele sollen möglichst klar, konkret und Lösungs-orientiert formuliert werden.
- Sie sollen so beschaffen sein, dass ihr Erreichen dem Patienten auch wirklich zuträglich ist.
- Sie sollen affektiv besetzt sein, d.h. ein bedeutsames Leiden thematisieren, Neugier wecken.

- Anzuzielen sind intrapsychische und interpersonelle (nicht nur äußere) Veränderungen.

Quelle: Wöller und Kruse (2010)

Beispiel zur Therapiezielfindung:

Beispiel 11 zur Therapiezielfindung

Therapeut zum Patienten: Um eine Therapie erfolgreich zu gestalten, sollten Sie Therapieziele formulieren. Von Zeit zu Zeit überprüfen wir dann, ob und in welchem Umfang Sie diese Ziele erreicht haben. Je genauer Sie ihre Ziele formulieren, desto besser.

P: Ich möchte mehr von mir verstehen und mein Leben besser in den Griff bekommen.

T: Das ist ein schönes Ziel, aber noch recht allgemein. Welchen Teil von Ihrem Leben möchten Sie vor allem besser in den Griff bekommen?

P: Am wichtigsten wäre es mir, die Beziehung zu Frauen zu verbessern.

T: Was möchten Sie in der Beziehung zu Frauen genau erreichen? Bitte schildern Sie mir, woran Sie erkennen, dass Sie einen Fortschritt gemacht haben.

P.: Vielleicht, indem ich mehr Kontakte zu Frauen habe?

T.: Was halten Sie davon, wenn wir verabreden, dass Sie pro Monat mindestens einen befriedigenden Kontakt zu einer Frau anstreben? Das wäre gut zu überprüfen.

P.: Einverstanden.

T.: Dann notiere ich das so. – Weiterhin: Welche Frauen meinen Sie? Denken Sie eher an partnerschaftliche Kontakte oder an den Umgang mit Frauen im Berufsleben? ...

Quelle: abgewandelt nach Wöller/Kruse 2010, S. 86

Bei unrealistischen Zielen (ebd., S. 88):

T: Sie sagen, Sie möchten, dass Depressionen nicht mehr auftreten. Ich schlage Ihnen folgende Formulierung vor: ›Was kann ich dafür tun, dass ich mich wohler fühle und mir die Arbeit wieder mehr Spaß macht?‹«

Beim vagen Ziel wie „glücklicher sein" oder „mehr Selbständigkeit" könnte das Ziel durch „Ich möchte gern alleine ausgehen können" präzisiert werden (ebd.). Je konkreter die Therapieziele, desto leichter die Ergebnisüberprüfung und desto besser die Prognose – und übrigens auch desto erfolgreicher die Therapie.

Der Fokus ist eine bewusste und sinnvolle Begrenzung des Therapieinhalts. Bei der von den Kassen finanzierten Therapie kann es nicht darum gehen, das Leben des Patienten auf eine völlig neue Grundlage zu stellen. Die eingeübten Schemata und Erfahrungen von Menschen lassen das in aller Regel auch gar nicht zu. Besprechen Sie also mit dem Patienten, auf was sie sich konzentrieren wollen.

Weiterführende Literatur: Wöller/Kruse 2010, Kapitel 9 „Therapieziele und Therapiefokus", S. 84-98; Therapieziele bei Leichsenring 2006, S. 27f., mit Fallbeispielen

8.1.1 Zielerreichungsfragebogen

In der Probatorik sollten Therapieziele formuliert und schriftlich festgehalten werden. Diese sollten regelmäßig, mindestens alle halbe Jahre, hervorgeholt und mit dem Patienten besprochen werden, um einen Eindruck vom Therapiefortschritt zu bekommen. Bei mangelndem Therapiefortschritt kann und soll der Patient gefragt werden, woran es wohl hapert. Der Therapeut sollte bei ausreichend klaren Gründen eventuell sein Vorgehen korrigieren.

Derartige Instrumente erinnern stark an die Verhaltenstherapie. Das halte ich für nicht problematisch. Auch bei unseren psychodynamisch behandelten Patienten geht es letztendlich um Verhaltens- und mentale Veränderungen. Verhaltenstherapeuten kontrollieren mittels strukturierter Fragebögen manchmal jede Therapiestunde! Das halte ich für etwas übertrieben, aber eine Kontrolle des Therapieerfolgs sollten auch Tiefenpsychologen und Analytiker vornehmen.

Der *Helping Alliance Questionnaire* (HAQ) gibt Auskunft darüber, ob der Patient von der Therapie profitiert.

Material: *Zielerreichungsfragenbogen* sowie – zur weiteren Kontrolle – der *Helping Alliance Questionnaire* HAQ (getrennt für Patient und Therapeut) auf meiner Internetseite *geraldmackenthun.de/Diagnostik.* Dieses Material ist frei zugänglich.

8.2 Indikation und Kontraindikation

Als Indikation bezeichnet man in der Medizin den Grund für den Einsatz einer therapeutischen oder diagnostischen Maßnahme. Indikationen in der Psychotherapie können relativ und absolut sein, d.h. einige Gründe sind diskutierbar, andere führen zwingend zu einer Ablehnung des Patienten.

Vielen Therapeuten und Helfenden ist nicht deutlich genug, dass sie Patienten und Klienten ablehnen dürfen. Unter dem Gesichtspunkt des Selbstschutzes sollte sich niemand überfordern. Der Therapeut braucht sich nicht dazu zwingen, jeden Hilfsbedürftigen anzunehmen. Wenn er nämlich nur gleichgültig gegen seinen Patienten bleibt oder gar lebhafte Antipathie empfindet, soll er die Hände von der Behandlung lassen. Es ist nicht jedermann für jeden geeignet. Man weiß, dass der Prozess des Verstehens an Gefühle des Wohlwollens und an Zuneigung gebunden ist.

Eine wichtige Entscheidung für den Therapeuten ist also, ob er den Patienten annimmt oder nicht. Dazu sind mehrere Punkte zu beachten und Fragen zu beantworten. Betrachten wir die möglichen Indikationen und Kontraindikationen.

Tabelle 22: Indikation und Kontraindikation

Eine tiefenpsychologisch fundierte Psychotherapie ist dann indiziert, wenn

- die Störung eindeutig psychogen ist und ein aktuell wirksamer neurotischer Konflikt eruiert werden konnte
- der Patient die Fähigkeit hat, konflikthaft erlebtes Material zu verbalisieren und darüber - auch kritisch - zu reflektieren
- Bezüge zwischen dem aktuellen neurotischen Konflikt und der Lebensgeschichte des Patienten herstellbar sind
- zu erwarten ist, dass der Patient von den Mitteln und Methoden dieser Therapieform weder intellektuell noch emotional überfordert ist, sondern
- mit einiger Wahrscheinlichkeit davon auszugehen ist, dass der Patient von dieser Therapieform optimaler profitieren kann als von anderen
- darüber hinaus Leidensdruck und Veränderungswünsche des Patienten so deutlich geworden sind, dass die Motivation zu dieser Therapie eindeutig ist, und

- aus den ersten Kontakten abgeleitet werden kann, dass der Patient mit dem Faktor »Beziehung« hilfreich wird arbeiten können
- der Therapeut seinerseits eindeutig motiviert ist, mit dem Patienten diese Therapie zu beginnen (»Passung«).

Eine tiefenpsychologisch fundierte Psychotherapie ist kontraindiziert, wenn

- die oben genannten Indikationskriterien nicht erfüllt sind; darüber hinaus
- der Patient von einer anderen Psychotherapiemethode aller Voraussicht nach besser und evtl. auch schneller profitieren kann
- der Patient zwar von der tiefenpsychologischen Methode profitieren kann, die zeitlichen Grenzen aber nicht ausreichend sind, um seine Störung wirksam zu behandeln (in einem solchen Fall würde der Patient z. B. mit einer analytischen Psychotherapie optimaler zu behandeln sein)
- eine für den Erfolg der Therapie notwendige Frequenz nicht eingehalten wird, die gewährleisten würde, dass der »rote« Faden zwischen den einzelnen Terminen gehalten werden kann
- der Patient zwar vom tiefenpsychologischen Ansatz profitieren kann, aber ein anderes Setting erfolgversprechender wäre (z. B. tiefenpsychologische Gruppenpsychotherapie oder tiefenpsychologisch fundierte Familientherapie)
- der Patient zwar prinzipiell vom tiefenpsychologischen Ansatz profitieren könnte, das Ausmaß der Chronifizierung seiner Störung aber einen erfolgreichen Behandlungsverlauf eher unwahrscheinlich macht.

Quelle: Reimer & Rüger 2006, S. 81

Anschließend eine etwas andere Liste von Kontraindikationen:

- Mangelnde Ich-Struktur des Patienten (z.B. antisoziales Verhalten)
- Psychotischer Status, basale Störung der Persönlichkeitsorganisation
- Gefahr einer malignen Regression oder Dekompensation
- Keine Aussicht auf vertretbaren Behandlungserfolg, z.B. durch sekundärer Krankheitsgewinn, »Rentenneurose«
- Bessere Ergebnisse bei anderen Unterstützern (Psychoanalyse, Verhaltenstherapie, Sozialarbeiter, Familienhilfe etc.)
- Negative Übertragung und Gegenübertragung

- Unzuverlässigkeit als Teil der psychischen Störung
- Mangelnde Compliance (z.B. in der Medikation)
- Suchtpatienten ohne Entzug und Entwöhnung
- Schwerwiegende innere Einschränkungen, z.B. Sozialphobie
- Schwerwiegende äußere Einschränkungen, z.B. lange Anfahrt, Schichtdienst
- Unzureichende Therapiemotivation

Quelle: Wöller & Kruse 2010, S. 16.f. und eigene Ergänzungen

Beispiel für eine Kontraindikation in der klassischen Psychoanalyse: Ein Möchtegern-Künstler erschafft die genaue Kopie einer Riemenschneider-Plastik. Die Therapeutin hält ihn für einen Hochstapler.

> *Ein Hochstapler besteht sogar darauf, daß sein Gegenüber zur ihn bewundernden Bestätigung verführbar ist. Das aber ist mit der analytischen Situation nicht vereinbar. So war mir klar, daß ich aus meiner analytischen Sicht heraus keinen Weg für ihn wußte und die Begegnung zu einem für ihn und mich annehmbaren Ende führen mußte. [...] Es hatte sich gezeigt, daß er für ein analytisches Nachdenken und neues Sehen weder die äußere ungestörte Zeit, noch einen inneren Raum mit der notwendigen Geduld hatte. [...] Es war völlig klar, daß er sich seine ganz eigene Welt aufgebaut hatte, die ich nicht teilen konnte. [...] Er konnte einer Deutung nicht die ihn aus seinen Konflikten herausführende Bedeutung entnehmen. Natürlich wurde ich innerlich ein wenig unmutig. [...] Es war klar, daß er keine Vorstellung und auch keinen Wunsch nach einer Psychoanalyse hatte.* (Eckstaedt 1991, S. 159-162)

Die Therapeutin nennt ihm andere Psychologen, zu denen er gehen könne; er scheint erleichtert, aus der Beziehung zur Therapeutin entlassen zu sein.

„Keine Vorstellung" von einer Psychoanalyse zu haben ist allein kein ausreichender Grund, keine Therapie anzubieten. Es gehört zur Aufklärungspflicht des Therapeuten, über Ablauf und Inhalte einer Therapie zu informieren.

Zum Schutze des Therapeuten sei empfohlen, dass er sich in seiner Arbeit weitgehend auf Charakterstörungen, Neurosen, Persönlichkeitskrisen, Psychosomatosen und die üblichen Zwangserkrankungen beschränkt. Das ist das Feld der mittleren Psychotherapie, welches an Zonen schwererer menschlicher Anomalien grenzt, deren therapeutische Behandlung extrem hohe Anforderungen stellt. Wir denken hier an Persönlichkeitsstörungen (strukturelle Störungen) und Psychosen, die besser in Kliniken aufgehoben sind. Solche Menschen können keine positiven, maßvollen und tragfähigen Gefühle für den Analytiker entwickeln und sind durch eine Mauer aus Angst und Abwehr von ihm getrennt. Die Anforderungen an das Hilfspersonal sind übermäßig groß und können nur von Klinikteams aufgefangen werden. Die Psychiatrie hat zudem heute Medikamente zur Verfügung, die teilweise recht gut wirken. Eine ähnliche Vorsicht ist auch gegenüber den sexuellen Perversionen, den Borderline-Störungen und der Delinquenz angebracht. Schließlich sind auch Suchtkrankheiten nur schlecht in der ambulanten Psychotherapie zu behandeln. In den Anfängen der Sucht können therapeutische Hilfeleistungen noch nützlich sein. Wenn aber der Gebrauch von Alkohol und Opiaten zur Gewohnheit geworden ist, steht der Kranke unter einem biologischen Zwang, sein Suchtmittel zu bekommen und zu konsumieren. Da kann er nicht auf Worte und Belehrungen hören. Eher schon lässt er sich von einer Gemeinschaft von Suchtkranken (Selbsthilfegruppen wie zum Beispiel die Anonymen Alkoholiker) beeinflussen oder benötigt den Rahmen einer Institution, die ihn von seiner gewohnten Umwelt trennt. Suchtpatienten sollten erst nach Entzug und Entwöhnung behandelt werden.

Weitere Lektüre: Reimer/Rüger 2006, S. 79-83 mit Fallvignetten; Wöller/Kruse 2010, S. 16f.; Leichsenring 2006, S. 22f. mit Beispielen.

8.3 Differentialindikation

Welche Therapieform ist indiziert: Verhaltenstherapie, Tiefenpsychologie oder Psychoanalyse. Soll mit der Couch gearbeitet werden oder eher nicht?

Die Psychotherapierichtlinien verlangen, dass die Vorgehensweise mit dem Krankheitsbild zusammenpasst. Es ist deshalb oftmals angebracht, die eben genannten Fragen zu reflektieren und das Ergebnis dem Gutachter gegenüber zu begründen.

Es besteht nicht immer Konsens darüber besteht, wann am besten eine TP und wann eine AP indiziert ist. Deshalb zunächst der Versuch einer Abgrenzung.

8.3.1 Tiefenpsychologisch oder analytisch?

Es ist immer zu überlegen, welche Therapieform der Patient benötigt. Um die Frage, welches Verfahren adäquat ist, beantworten zu können, kann man sich an folgenden Punkten orientieren:

Regression? – In der Regression werden längst vergessene Wünsche und Sehnsüchte wieder entdeckt und aktualisiert. Die Regression muss auf die Therapiestunde beschränkt bleiben und darf die Gestaltung der sonstigen sozialen Beziehungen nicht stören. Die Frage lautet also, ob der Patient zu einer solchen emotionalen Leistung in der Lage ist. Wenn nicht, ist eine Tiefenpsychologie (TP) geeigneter als eine Analyse (AP) im Liegen.

Abstinenz? – Ein analytischer Patient muss die abwartende und oftmals schweigende Haltung des Therapeuten aushalten können. Dazu sind nach meiner Erfahrung nur zwei bis drei Prozent der Patienten in der Lage. Also kommt eher eine TP in Frage, wo man sich gegenüber sitzt und in einen Dialog tritt. Eine tiefenpsychologische Therapie arbeitet mit einer „modifizierten“ bzw. „milden“ Abstinenz, in welcher sich die Therapeutin durchaus gelegentlich „zeigen“ darf. Grundsätzlich ist ein Therapeut in einer TP aktiver als in einer AP.

Struktur? – Regression und Selbsterforschung erfordern eine stabile Ich-Struktur. Salopp gesagt muss der Patient relativ gesund sein, um eine Analytische Therapie zu absolvieren. Patienten mit geringer struktureller Ausstattung brauchen Halt und Ordnung, wofür eine Tiefenpsychologie besser geeignet ist (evtl. sogar eine VT).

Die tiefenpsychologische wie die analytische Therapie eignet sich bei gutem bis mäßigem Strukturniveau, die die Voraussetzungen dafür erfüllen, von dem eingeleiteten therapeutischen Prozess zu profitieren. In der Regel sind das jüngere, gut gebildete, engagierte Patienten mit einem Interesse an einer intensiven Auseinandersetzung mit sich selbst.

Es gibt Patienten, die sich in endlosen Grübeleien und gedanklichem Kreisen bewegen, zwar viel zu erzählen haben, aber ohne Richtung sind. Auch hier ist die strukturierte TP besser geeignet.

Zu beachten ist, dass das Strukturniveau des Patienten noch einigermaßen intakt sein sollte. Allerdings kann auch eine Persönlichkeitsstörung mit Tiefenpsychologie behandelt werden, wenn Sie einen prognostisch gut erreichbaren Focus bzw. ein Teilziel auswählen können, das dem persönlichkeitsgestörten Patienten hilft, sein aktuelles Leben besser und symptomfreier zu meistern

Ich-strukturell defiziente Patienten sind für eine Psychoanalyse mit ihrer erwarteten und gewünschten Regression nicht geeignet. Diese Patienten brauchen konkrete Anleitung und eine feste Strukturen.

Umstritten ist die analytische Behandlung einer Zwangsstörung. Auch hier behauptete die Psychoanalyse jahrzehntelang eine Vorrangstellung. Heute wird eher eine Verhaltenstherapie angewandt, die die besseren Behandlungsergebnisse zeitigt.

Auslöser? – Man kann tiefenpsychologische und analytische Psychotherapie auch unterscheiden nach dem Auslöser. Patienten ohne vordergründige Symptomatik und ohne aktuelle Konflikte, die aber an sich selber und in immer wiederkehrenden Mustern in vielen Lebensbereichen leiden, sind für eine Analytische Therapie besser geeignet. Ihr Unbehagen bedarf nicht zwingend eines Auslösers, da ihre eingeengten Erlebnis- und Verhaltensweisen an sich schon krankheitswertig sind. Sind diese Patienten in der Lage, in erhöhtem Maße über sich reflektieren zu können, sollten sie eine analytische Therapie machen mit mindestens zwei Terminen pro Woche und vorzugsweise auf der Couch liegend.

Diese Patienten leiden an neurotischen Mustern, so dass wichtige Entwicklungsaufgaben nicht bewältigt werden können. Sie stehen sich sozusagen selbst im Wege, so dass ab einem gewissen Punkt eine tiefe diffuse Lebensunzufriedenheit entsteht, nicht mehr weiter zu wissen, mit einer leicht depressiven Symptomatik. Es bedarf also keines externen Auslösers, um unter einer krankheitswertigen Störung zu leiden. Man spricht von wiederkehrenden Mustern, Wiederholungszwang, repetitiven Mustern, Schablonen, Schemata und dergleichen.

Die Tiefenpsychologie ist immer dann indiziert, wenn die neurotischen Symptome unter dem Eindruck eines aktuellen Auslösers entstanden sind. Auch bei der neurotischen Persönlichkeitsstörung mag ein aktueller Auslöser vorliegen, doch wenn dieser deutlich zu Tage tritt, kann sich eine Tiefenpsychologie darauf fokussieren.

Aktuelle Krise? – Diese Frage setzt die nach dem aktuellen Auslöser fort. Steht eine aktuelle Krise im Vordergrund, ist die Tiefenpsychologie angezeigt, während die Analytische Therapie durchaus eine aktuell *konfliktfreie* (aber dennoch belastende) Situation gebrauchen kann.

Chronisch oder akut? – Eine Unterscheidung besteht ferner in der Frage, ob die Störung chronisch oder eher aktuell ist. Wenn der aktuellen Problematik ein lebensverändernder Faktor wie der Verlust von wichtigen Personen oder der Verlust des Arbeitsplatzes zugrunde liegt, kann man eher eine TP begründen. Handelt es sich mehr um eine bereits länger bestehende psychische Erkrankung, müsste vielleicht eine analytische Psychotherapie gewählt werden. Besteht allerdings die Gefahr einer malignen Regression, ist eine Psychoanalyse kontraindiziert, ebenso, wenn das Angstniveau des Patienten zu hoch ist, um seine inneren Konflikte zu betrachten.

Hier und jetzt? Dort und damals? – Bei der analytischen Psychotherapie geht es um die unbewusste Konfliktdynamik, die im Idealfall zwischen Patient und Therapeut abgebildet und im „Hier und Jetzt" bearbeitet wird. Bei der TP spielen Übertragung und Gegenübertragung eher eine untergeordnete Rolle und die Konflikte werden eher im „Dort und Damals" bearbeitet, beispielsweise durch die Analyse von Situationen. Die aktuelle Beziehung zwischen Patient und Therapeutin wird nur dann zum Thema, wenn sie gestört ist.

Ein aktuelle Konflikt trifft allerdings meist auf lang eingeübte Charaktereigenschaften, so dass man in einer TP häufig zwischen früher und heute hin- und herspringt.

Übertragung? – Die TP ist das Verfahren mit einer schwächeren Übertragung und einen niederen Regression. Es begegnen sich zwei erwachsene Menschen, von denen der eine Hilfe vom anderen sucht. Der Patient ist sich immer darüber im Klaren, welche Rolle er spielt und welche Rolle der Therapeut einnimmt. Hier stehen konkrete Probleme und Fragen des Patienten im Vordergrund. Auch wenn Übertragung und Gegenübertragung vorhanden sind, bekommen sie keine große Bedeutung. Die Frequenz wird daher bewusst auf eine Stunde pro Woche begrenzt (die Frequenz kann aber auch zeitweilig 2 x wöchentlich sein). Gleichzeitig muss ein Fokus gebildet werden, um das zu bearbeitende Feld einzugrenzen.

Eine analytische Psychotherapie ist indiziert, wenn der Patient in sehr vielen Lebensbereichen chronische Probleme hat, deren Bearbeitung viel Zeit in Anspruch nehmen wird. Dann wird eine Frequenz von 2–3 x wöchentlich gewählt. Orthodoxe Analytiker arbeiten mit 4–5 Terminen pro Woche, was nicht im Sinne der Krankenkassen ist.

Äußere Bedingungen. – Meiner Beobachtung nach werden die Terminfindung und das ruhige kontinuierliche Arbeiten mit Patienten immer schwieriger. Die Kontinuität der Therapie wird unterbrochen durch Veränderungen im Berufsleben, vielfältige private Aufgaben, Krankheiten, Reisen, Kuren, Umzügen, Hausbauten, Schwangerschaften, berufliche Veränderungen oder neuer Verliebtheit. All das ist schon für eine tiefenpsychologische Therapie schwierig, es recht für eine Analytische Therapie mit mehreren Terminen wöchentlich.

Schnelle Hilfe? – Tiefenpsychologie ist eher indiziert, wenn es um eine rasche Hilfe rund um eine Anpassungsstörung geht. Wenn ein Patient dringend seinen Alltag meistern muss, dann ist die Tiefenpsychologie zu bevorzugen und eine Analyse ungeeignet. Die Tiefenpsychologie ist also dann Mittel der Wahl, wenn für die aktuelle Dekompensation ein oder zwei einzelne Ereignisse verantwortlich gemacht werden können. Hier kann dann der Patient ermutigt werden, spezielle Entwicklungsschritte einzuleiten, während in der analytischen Therapie der Patient nur ermutigt werden soll, über sich ohne Hemmung Auskunft zu geben. In einer Kurzzeittherapie zur Behandlung einer Anpassungsstörung steht die Suche nach dem „aktuell wirksamen *unbewussten* Konflikt" eher nicht im Zentrum. Vielmehr geht es meist um aktuell wirksame *bewusste* Konflikte, die nicht selbständig gelöst werden können und eine rasche, konkrete Hilfestellung erfordern.

Therapiedauer und -umfang? – Im Laufe ihrer Arbeit werden Sie lernen abzuschätzen, wie viele Stunden der Patient vermutlich benötigen wird, um seine Symptome zu vermindern und um wieder handlungsfähig zu werden. Es gibt Patienten, die großen Redebedarf haben, aber das ist noch kein ausreichender Grund für eine Analytische Therapie. Es geht vielmehr um die Anzahl und die Tiefe der Baustellen. Diese müssen dem Patienten nicht unbedingt bewusst sein.

Die neuen Psychotherapie-Richtlinien von April 2017 führen Kurzzeittherapien von 12 bzw. 24 Stunden ein. Das trägt der Erfahrung Rechnung, dass vielen Patienten schon mit einer Kurzzeittherapie (KZT) geholfen ist. Eine KZT kann angeboten und beantragt werden zur Überprüfung der Indikation für eine Langzeittherapie, beispielsweise bei unklarer oder unzureichender Therapiemotivation. Dem Patienten gegenüber von einer Therapie zu sprechen, die nur 12 oder 24 Stunden umfasst, ermöglicht es dem Therapeuten, sich – aus welchen Gründen auch immer – leichter von dem Patienten zu trennen.

Langzeittherapien (LZT) sind wesentlich länger (je nach Therapieverfahren bis zu 80, 100 oder 300 Stunden). Bei sicherer Einschätzung der Prognose kann von vornherein eine LZT beantragt werden. Diese muss in einem Bericht begründet werden.

Zwischen Tiefenpsychologie und Analyse ist die „modifizierte Analyse“ angesiedelt. Diese wird im Sitzen durchgeführt, hat eine niedrigere Frequenz von 2 Sitzungen pro Woche, ist aber dennoch langfristig angelegt. Damit kann ein hinreichend dichter Therapieprozess gewährleistet werden. In Frage kommen zum Beispiel Borderline-Patienten, welche mit einer langen TP behandelt werden können (100 Stunden). Jedenfalls ist es „ausdrücklich falsch“ (Jungclaussen, S. 27) zu behaupten, nur die Analyse sei für strukturelle Störungen zuständig.

In einer reinen Form wird das eine oder andere Verfahren wahrscheinlich selten angewendet; meistens ist es eine Mischung. Die Frage ist immer, ob mit der gewählten Therapieform eine Verbesserung der Symptomatik erreichbar erscheint.

Im Folgenden einige Beispiele für differentialindikatorische Begründungen aus Berichten:

Beispiel 12: Kontraindikation für eine AP

> *Aufgrund einer massiven zeitlichen beruflichen Beanspruchung ist ein hochfrequentes Behandlungsarrangement ausgeschlossen, und der Patient äußert gegen eine derart umfassende Art der Behandlung Widerstände. Differentialindikatorisch ist hinzuzufügen, dass eine analytische Psychotherapie aufgrund folgender Aspekte nicht indiziert ist: Durch die massive Aktivierung regressiver Momente kann es zu einer Schwächung des Vertrauens in die eigene Problemlösefähigkeiten kommen und die Gefahr einer malignen Regression entstehen. Ferner geht es mit Blick auf die umgrenzte Symptomatik mehr um eine bessere Realitätsanpassung und weniger um vermehrte Einsicht in seine Gesamtpersönlichkeit.*

Beispiel 13: Indikation für eine TP

> *Auch wenn an eine analytische Behandlung gedacht werden könnte, verdeutlichen die Ausführungen aber, dass sich aufgrund des derzeitigen Auslösers (x) eine inhaltlich abgrenzbare und aktuelle Konfliktdynamik im Bereich y ereignet hat, so dass eine auch entsprechend umgrenzte Symptomatik z im Vordergrund steht, die mit den Mitteln der TP gut bearbeitbar ist. Somit wurde deutlich, dass weniger die Dynamik der biografischen Aspekte im Vordergrund steht, sondern für die Dekompensation vielmehr ein einzelnes Ereignis verantwortlich zu machen ist, so dass m.E. die Indikation für eine TP gut gegeben ist. Zudem*

benötigt der Patient gerade jetzt besonders sein Vertrauen in sich und seine Ich-Fähigkeiten im Alltag.

Hinweis: Andere Verfahren als die in den Psychotherapie-Richtlinien genannten Behandlungsmethoden (B 11.1) können nicht Bestandteil des Behandlungsplans sein. Falls Sie weitere Verfahren gelernt haben (Autogenes Training, körperorientierte Verfahren), so können Sie diese anwenden, sie dürfen aber nicht im Bericht erwähnt werden. Ausnahme: Gruppentherapie und EMDR.

Quelle: Jungclaussen 2013, S. 21-27

Gerhard Roth bevorzugt in seinen Büchern und Vorträgen stark die kognitive Verhaltenstherapie als angemessenste Therapieform im Lichte der Neurobiologie. Die kognitive Verhaltenstherapie nach Aaron Beck fokussiert auf Bewusstmachung falscher oder dysfunktionaler Kognitionen (Schemata), Schlussfolgerungen auf ihre Angemessenheit sowie Korrektur von irrationaler Einstellungen, um dadurch subkortikal-limbische Strukturen kognitiv besser zu kontrollieren. Dabei steht die Auseinandersetzung mit gegenwärtigen Fehlleistungen im Vordergrund. „Das Erkennen tieferliegender Ursachen, insbesondere aus früher Kindheit, und deren Aufarbeitung ist dabei nicht wesentlich, wenngleich zuweilen nützlich.“ (Roth: *Wie das Gehirn die Seele macht*) Denn das, was die Seele ausmacht, sei im Wesentlichen dem bewussten Denken nicht zugänglich. Die Seele „sitzt“ im limbischen System, also zwischen Großhirnrinde und Kleinhirn. Was ein Mensch redet, muss zunächst nichts mit seinen unbewussten Erfahrungen zu tun haben.

Die psychodynamischen Therapien versuchen, dem Patienten ein vertieftes Verständnis der ursächlichen, meist unbewussten Zusammenhänge seines Leidens zu vermitteln, das in der Regel aus negativen frühkindlichen und pubertären Erfahrungen bzw. Defiziten auf der Strukturebene resultiert. Die klassische Psychoanalyse verspricht sich Besserung und Heilung von der Bewusstmachung des ins Unbewusste Verdrängten. Verdrängte unbewusste Erfahrungen sollen durch das Bewusstwerden in die Persönlichkeit integriert werden. Im Lichte der obigen Ausführungen hat die klassische Psychoanalyse keine Fundierung in der Neurobiologie.

Es ist eine dramatische Herausforderung für die Tiefenpsychologie, wenn es heißt, dass das Erkennen der Psychodynamik für eine erfolgreiche Psychotherapie nicht wesentlich ist. Wichtig und ebenso dramatisch ist eine weitere Erkenntnis, dass beispielsweise eine Depression und viele andere psychische Störungen keine „Funktion“ für den Patienten haben. Falsche Kognitionen, wie sie in psychischen Störungen auftreten, sind dysfunktional, werden aber ursprünglich von den Patienten nicht „gemacht“. Genau dies war aber die Vorstellung beispielsweise von Alfred Adler.

8.4 Wirkung und Erfolg von Psychotherapie

Die Einflussmöglichkeiten von Psychotherapie sind begrenzt insbesondere bei psychischen Störungen, die auf einer pathogenen Gen-Expression und frühen Traumatisierungen beruhen. Störungsbilder mit einem hohen genetisch-epigenetischen Anteil sind Schizophrenie, depressive Störungen, Zwangsstörungen, Anorexia nervosa, unspezifische Ängste, Panikattacken, umgrenzte Phobien und die Dysthymie. Hier richten Psychotherapien mit einem hohen Gesprächsanteil wenig bis nichts aus. Die Annahme der frühen Psychoanalyse, auch diese Störungen heilen zu können, hat sich als so nicht haltbar herausgestellt. Der Versuch, die oft bizarren Erscheinungsformen analysieren und damit verstehen zu können, hat sich im Hinblick auf einen Therapieerfolg als nicht gangbar erwiesen und wird wegen des hohen Zeitaufwands in dieser Form heute nicht mehr angewandt.

Die Interaktion zwischen Gen-Expression und lebensgeschichtlichen Ereignissen, Erfahrungen und Bedingungen ist hochkomplex und nicht wirklich voneinander abgrenzbar, aber eine therapeutische Einflussnahme auf den lebensgeschichtlichen Teil sollte auch heute noch versucht werden. Jedenfalls erklären sich mit dem genetisch-epigenetischen Anteil die hohe Misserfolgsquote der frühen Psychoanalyse und die nicht gerade überwältigende Erfolgsquote heutiger Therapien.[3]

Wirkungsstudien zeigen, dass die gängigen Psychotherapien in der Regel nur bei etwa einem Drittel der Patienten gut bis sehr gut, bei einem weiteren Drittel nur mäßig und beim dritten Drittel überhaupt nicht wirken – obwohl die verschiedenen Psychotherapierichtungen dies natürlich oft optimistischer darstellen. Diese nach dem „Drittel-Gesetz“ (Roth & Strüber 2017, S. 385 u. 392) verlaufende Wirkung ist wesentlich dadurch begründet, dass keine selbst der bewährten Therapiemethoden bei allen Patienten gleichermaßen gut wirkt und dass der jeweilige Therapieerfolg vom individuellen Ausmaß der Vorbelastung und der verfügbaren psychischen Ressourcen abhängt.

---

[3] Zum geringen bzw. unklaren Einfluss der Variable „Therapeutenpersönlichkeit“ auf den Therapieerfolg siehe Willutzki, Reinke, Hermer 2013.

Sobald sich zwischen Patient und Therapeut ein intensives Arbeits– und Vertrauensverhältnis – **therapeutische Allianz** genannt – gebildet hat, kommt es oft zu einer schnellen und deutlichen Besserung der Befindlichkeit des Patienten. Die verschiedenen Psychotherapierichtungen schreiben dies dann der „Überlegenheit" ihrer spezifischen Methode zu. Es wurde aber gezeigt, dass es sich hierbei um relativ unspezifische Effekte handelt. Was wirkt, ist eine vom Therapeuten unterstützte Suche des Patienten nach früheren positiven Erfahrungen (Ressourcen) und das meist mühsame Einüben neuer Erlebens– und Handlungsweisen.

Die therapeutische Allianz führt offenbar zu einer Verbesserung des Kortisol- und Serotoninstoffwechsels durch die Ausschüttung des bindungsbezogenen Oxytocins und endogener Opioide. Es passiert kaum etwas anderes als in einer Mutter-Kind-Interaktion. Oxytocin, wir erinnern uns, bewirkt eine Verringerung der Kortisonfreisetzung und eine Verstärkung der Serotonin-Rezeptoren. Jedoch, die eigentlichen strukturell-funktionalen Defizite werden dabei offenbar nicht behoben. Dies könnte die hohe Rückfallquote bei Depressionen und die relativ geringe Wirksamkeit von Psychotherapie insgesamt erklären. Die Wahrscheinlichkeit der Besserung des Befindens ist höher bei leichten und mittleren Störungen. Bei mittleren und schweren Störungen bleibt die Therapie oftmals auf einer leichten Besserung stehen.

Sind bestimmte Verfahren anderen generell überlegen? Psychotherapie ist wirksam – aber eine Placebobehandlung ohne spezifische Interventionen scheint auch ein wenig wirksam zu sein. Derartige Aussagen sind aber mit Vorsicht zu genießen. Die Studien haben oft schwerwiegende Mängel (zu kleine Stichproben, keine Kontrollen usw.). Es wird oft nicht kontrolliert, was ein Vertreter einer bestimmten Psychotherapierichtung tatsächlich gemacht hat. Therapie-Abbrecher, immerhin 13 bis 25 Prozent (Grawe, 2004), werden nicht mitgerechnet. Und es wird nicht zwischen allgemeinen und spezifischen Wirkfaktoren unterschieden. In einer Modellrechnung zur Wirksamkeit der Behandlung *depressiver* Patienten kommt Grawe (2004) unter Berücksichtigung der genannten Faktoren auf eine tatsächliche längerfristige Wirksamkeit von unter 20 Prozent. Bei anderen Erkrankungen liegt die *längerfristige Wirkung* je nach Art und Stärke sowie Zeitpunkt der Erkrankung bei rund 40 Prozent.

Nach Ansicht des Pioniers auf diesem Gebiet, des amerikanischen Psychiaters Jerome David Frank (1961, 1981), kann man vier Grundelemente einer erfolgreichen Psychotherapie erkennen:

1. Eine Vertrauensbeziehung und Wertschätzung zwischen Patient und Therapeut. Hierzu gehört, dass der Patient auf die Kompetenz des Therapeuten und auf dessen Willen, ihm zu helfen, vertraut.
2. Die Rahmensituation der Behandlung, insbesondere innerhalb einer anerkannten oder geachteten Heimstätte, die Zuflucht vor den Anforderungen und Ablenkungen des Alltags bietet, und eine Aura wissenschaftlicher Heilkunst besitzt.
3. Eine explizite Behandlungstheorien bzw. ein „Behandlungsmythos", der auf einer „optimistischen Philosophie der menschlichen Natur" aufbaut. Diese Behandlungstheorie bzw. der Mythos müssen keineswegs wissenschaftlich sein, sondern nur ein für den Patienten sinnvolles Erklärungsschema für die betreffende Erkrankung und die durchzuführende Behandlungsmethode liefern.
4. Die Anordnung bestimmter Maßnahmen, an die sich der Leidende genau zu halten hat. (Roth & Strüber 2017, S. 387)

Eine *bindungsorientierte* Psychotherapie kann beim Patienten dessen grüblerische Innengerichtetheit vermindern sowie seine Zuversicht in die Behandlung und sein Vertrauen in den Therapeuten erhöhen. Vorhandene schwere strukturell-funktionale Defizite werden dabei aber nicht behoben. Dies könnte die hohe Rückfallquote bei Depression erklären.

Die Frage, welche Therapieform man wählen sollte, ist damit immer noch nicht beantwortet. Irvin Yalom erzählte, er erfinde für jeden Patienten eine eigene Therapie. Es scheint schwer bis unmöglich, einen verlässlichen „roten Faden" für alle Therapie zu finden. Vielleicht haben Klaus Grawe et al. (1994) Recht, die verfahrensübergreifend fünf Wirkfaktoren herausfanden:

Tabelle 23: Fünf Wirkfaktoren der Psychotherapie nach Grawe

1. **Therapeutische Beziehung**: Die Qualität der Beziehung zwischen dem Psychotherapeuten und dem Patienten trägt wesentlich zum Therapieergebnis bei.
2. **Ressourcenaktivierung**: Persönlichkeitsmerkmale der Patienten werden als positive Ressource für das therapeutische Vorgehen genutzt. Das betrifft die Bereitschaft zur Veränderung und die Fähigkeiten und Interessen der Patienten.

3. **Problemaktualisierung**: Die Probleme, die in der Therapie verändert werden sollen, müssen unmittelbar erfahrbar gemacht werden: Therapeut und Patient suchen reale Problemsituationen auf oder aktualisieren sie erlebnismäßig durch Techniken wie intensives Erzählen, Imaginationsübungen, Rollenspiele.
4. **Motivationale Klärung**: Der Patient erhält ein klareres Bewusstsein der Determinanten (Ursprünge, Hintergründe, aufrechterhaltende Faktoren) seines problematischen Erlebens und Verhaltens – allerdings als Ermutigung, nicht als „Aufklärung".
5. **Problembewältigung**: Die Behandlung unterstützt den Patienten mit bewährten problemspezifischen Maßnahmen darin, positive Bewältigungserfahrungen im Umgang mit seinen Problemen zu machen. Die Problembewältigung erfolgt vornehmlich implizit-prozedural, d.h. durch Einüben besserer Denk-, Fühl- und Verhaltensweisen. Nur so können die tief eingegrabenen falschen Schemata überlernt werden.

Es kann allerdings sein, dass alle Maßnahmen selbst bei bestem Willen nichts nützen.

8.5 Weitere zu klärende Einzelfragen

Nehmen wir an, es liegt eine behandlungsbedürftige Krankheit vor, Leidensdruck, Therapiemotivation und Veränderungsbereitschaft sind gegeben, so stellen sich weitere Fragen.

8.5.1 Erscheinungsweise und Erscheinungsbild

„Erscheinungsweise und Erscheinungsbild" beziehen sich auf die Selbstdarstellung und das Auftreten des Patienten. Besonders auffallende oder irritierende Seiten des Patienten sollten im Bericht an den Gutachter erwähnt werden. Aber auch sonst sollte der Therapeut auch auf kleine Signale des Patienten achten der Sinn oder Funktion sich oftmals erst im Laufe der Therapie enthüllen. In den folgenden Beispielformulierungen tauchen auch Hinweise zur Gegenübertragung auf. Das ist auch richtig so. Ein sensibler Therapeut wird immer auf die Signale des Patienten achten und reagieren.

Beispiel 14: Beispielformulierung zu "Erscheinungsweise und Erscheinungsbild"

Die 22-jährige kleine und jünger wirkende sowie augenscheinlich leicht übergewichtige Patientin in altersentsprechender, eher unauffälliger Kleidung wird zum ersten Termin von ihrem Freund begleitet. Sie ist freundlich-zugewandt, wirkt jedoch im Erstkontakt sichtlich angespannt. Sie berichtet zunächst zurückhaltend mit einem fast kindlichen Tonfall, im Verlauf jedoch flüssiger von ihrer aktuellen Problematik und Biographie.

Die Patientin ist mir auf Anhieb sympathisch und weckt mit ihrer Lebensgeschichte mein Interesse. Frau N. kann emotionalen Kontakt aufnehmen und ist affektiv schwingungsfähig. In der Gegenübertragung löst die Patientin Hilfsbereitschaft und „mütterliche" Gefühle aus. Sie scheint schon viel über ihre Symptomatik und Lebensgeschichte nachgedacht zu haben.

Oder aus einem anderen Bericht:

Im Erstkontakt erscheint eine jünger wirkende, zierliche und modisch gekleidete Frau. Die Pat. ist offen und freundlich zugewandt. Die Körperhaltung ist aufrecht, leicht angespannt. Sie drückt sich in einem angenehmen Gespräch mit monotoner Stimme aus, jedoch strukturiert und nur gelegentlich vom Thema abkommend. Dabei spielt sie durchgängig mit einer Strähne ihres langen Haares. Die Pat. wirkt teilweise über die Maßen bemüht, alles „richtig" zu machen und zu gefallen. Die positive Übertragung entfaltet sich schnell, wobei eine Unruhe in mir aufkommt. Im Kontakt bekomme ich bald das Gefühl, die Pat. mit Vorsicht zu behandeln und viel umsorgen zu wollen. Bereitwillig übernehme ich die Rolle des Hilfs-Ich.

8.5.2 Krankheitsverständnis und -konzept

Hat der Patient Einsicht in seine Störung? Oder wurde er geschickt, ohne selbst die Notwendigkeit einer Therapie zu sehen? Fühlt sich der Patient krank, hat er Leidensdruck? Ist eine Veränderungsbereitschaft gegeben?

Krankheitsverständnis kann aber noch etwas anderes bedeuten. Grundsätzlich kann man zwischen einem körperlichen und einem psychischen Krankheitskonzept unterscheiden. In welche Richtung neigt der Patient? Manche sind erpicht, körperlich und nur körperlich krank zu sein, während der Therapeut problematische psychische Seiten erkennt. Oder aber der Patient zeigt typische psychische Symptome, die möglicherweise auf einer unerkannten und auch dem Patienten unbekannten körperlichen Erkrankung beruhen. Bei Diskrepanzen zwischen Patient und Therapeut wird eine Therapie sicherlich komplizierter.

8.5.3 Behandlungsfrequenz

Bei der Frage der notwendigen Behandlungsfrequenz sollte wichtige Leitschnur sein: Kann der Patient – unter Assistenz des Therapeuten – ein inneres Thema auch über zeitlichen Distanz wieder aufnehmen, und bleibt dieses Thema zwischen den Stunden präsent? Die Behandlungsfrequenz ist in jedem Fall ein den Kostenträger interessierendes Moment. Im Rahmen der gesetzlichen Krankenkassen der Bundesrepublik müssen für jede psychologische und medizinische Behandlung deren Notwendigkeit und Zweckmäßigkeit gegeben sein. Aber auch der Patient hat ein Anrecht auf eine sinnvolle und zweckmäßige Behandlung. Das Therapieziel soll begrenzt und in einem angemessenen Zeitraum erreicht werden.

In der Regel trifft man sich in einer tiefenpsychologisch fundierten Therapie einmal die Woche, in einer analytischen Therapie bis zu dreimal. Aber auch in einer tiefenpsychologischen Therapie können beispielsweise zu Beginn oder auch während der laufenden Therapie zwei Sitzungen pro Woche durchgeführt werden. Das ist der Fall, um einen anfänglichen Leidensdruck abzufangen oder um Krisen abzufedern, die im Laufe einer Therapie auftreten.

Im Bericht an den Gutachter muss die Behandlungsfrequenz angegeben werden (unter „Behandlungsplan“). Ein höherfrequentes Vorgehen als einmal die Woche sollte begründet werden. Im Übrigen aber sind Therapeut und Patient relativ frei, die Therapie nach den jeweiligen Anforderungen zu gestalten. Ist im Bericht eine Frequenz von einmal wöchentlich angegeben, so kann durchaus im weiteren Verlauf kurzfristig und vorrübergehend eine höhere Frequenz durchgeführt werden. Kasse und Gutachter müssen nicht informiert werden.

Umgekehrt gilt, dass auch eine niedrigere Frequenz von Therapeut und Patient gewählt werden kann, beispielsweise zum Ende einer Therapie hin, wenn diese langsam ausläuft und der Patient keine engmaschige Unterstützung mehr braucht. Oder es stellt sich heraus, dass für einen einfach strukturierten Patienten nur eine unterstützende und locker begleitende Therapie angemessen und zumutbar ist, so dass eine vierzehntägige Frequenz von nur einer halben Stunde Dauer vereinbart wird.

8.5.4 Aufklärungspflicht

Bevor sich ein Patient für eine Psychotherapie entscheidet, muss er darüber aufgeklärt werden, was ihn erwartet. Der Patient hat ein Recht darauf zu erfahren, welcher Mittel und Methoden sich der Therapeut bei der Arbeit mit ihm bedient. Dies nicht zu tun, ist ein schwerwiegendes Versäumnis seitens des Therapeuten.

- Informationen zum Ablauf der Therapie geben
- modifizierte Grundregel der freien Assoziation erklären
- auf mögliche Anstrengungen und Mühen in der Therapie vorbereiten
- auf die Möglichkeit des Auftretens problematischer Aspekte in der therapeutischen Beziehung hinweisen
- den Umgang mit Irritationen und Fragen erläutern
- unrealistische Erwartungen dämpfen
- die Empfehlung geben, wichtige Lebensentscheidungen in der Therapie zuerst zu besprechen
- auf die Notwendigkeit der Offenheit des Patienten hinweisen
- evtl. die Anfertigung von Notizen und Tonbandprotokollen erläutern
- Ausfallhonorar klären (Psychotherapievereinbarung)

Quelle: Wöller/Kruse 2010, S. 83

Grundelemente der Aufklärungspflicht (nach Reimer/Rüger 2006, S. 407):

- Erläuterung der Vorgehensweise und deren Zweckmäßigkeit
- Beschreibung der Risiken und möglichen Unannehmlichkeiten
- Beschreibung der Vorzüge bzw. positiven Auswirkungen einer spezifischen Behandlungsmethode
- Erläuterung möglicher Alternativen
- Beantwortung aller Fragen in Bezug auf die Vorgehensweise
- Information, dass bei Schwierigkeiten ein Ausstieg aus der Behandlung und ein Therapeutenwechsel möglich sind.

Die Aufklärung kann zeitlich über die Probatorik verteilt werden. Sie kann (teilweise) auch durch Handzettel und Informationsblätter erfolgen. In den Psychotherapierichtlinien vom 1. April 2017 ist ein Info-Blatt enthalten, das an neue Patienten ausgegeben werden soll. Man kann den Patienten ermuntern, Fragen an den Therapeuten zu stellen, beispielsweise am Ende des Erstgesprächs oder der Probatorik: „Haben Sie noch eine Frage an mich?"

Material: Die zweiseitige Patienteninformation der KBV zur Psychotherapie liegt bereit auf *geraldmackenthun.de/diagnostik*.

8.5.5 Datenschutz

Die Aufklärungspflicht umfasst Hinweise zum Datenschutz. Ab 25. Mai 2018 gilt die Datenschutz-Grundverordnung (DSGVO) der EU auch in der Bundesrepublik. Ärzte und Psychotherapeuten müssen nachweisen, dass sie die datenschutzrechtlichen Vorgaben einhalten, zum Beispiel gegenüber Aufsichtsbehörden. Zudem müssen sie Patienten zum Datenschutz in der Praxis informieren. Bei Verstößen sieht die DSGVO deutlich höhere Sanktionen vor als bisher.

Das benötigen alle Praxen ab 25. Mai 2018:

- *Patienteninformation zum Datenschutz in der Praxis:* Praxen müssen Patienten in der Regel zum Zeitpunkt der Datenerhebung darüber informieren, was mit ihren Daten passiert. Hierfür bieten sich laut KBV ein Aushang in der Praxis, ein Informationsblatt im Wartezimmer oder auch ein Hinweis auf der Praxis-Homepage an.
- *Verzeichnis von Verarbeitungstätigkeiten, das die Praxis auf Verlangen der Aufsichtsbehörde vorlegen muss:* Darin werden Tätigkeiten beziehungsweise Vorgänge erfasst, bei denen in der Praxis personenbezogene Daten verarbeitet werden. Beispiele hierfür sind die Nutzung des Praxisverwaltungssystems oder das Führen von Personalakten.
- *Interner Datenschutzplan mit einer Aufstellung der technischen und organisatorischen Maßnahmen in der Praxis:* Dieser legt zum Beispiel klare Verhaltensweisen bei der Erfassung von Patientendaten fest und regelt Verantwortlichkeiten oder Zugriffsbeschränkungen für Mitarbeiter.
- Vereinbarung zur Auftragsverarbeitung mit Softwareanbietern und anderen Dienstleistern, die auf Patienten- oder Mitarbeiterdaten zugreifen können: Die Auftraggeber müssen sich davon überzeugen, dass der Dienstleister die Vorschriften des Datenschutzes einhält und entsprechende technische und organisa-

torische Maßnahmen durchführt. Die Firmen sollen dem Auftragsnehmer dazu ein Datenschutzsiegel oder eine Zertifizierung, zum Beispiel ISO/IEC 27001, vorlegen.

- Praxen, die mit Einwilligungserklärungen des Patienten arbeiten, zum Beispiel bei der Weitergabe von Daten an eine privatärztliche Verrechnungsstelle, müssen die Erklärung um einen *Hinweis auf Widerrufbarkeit* ergänzen.

Zusätzlich für Praxen und MVZ ab 10 Personen:

- *Einen internen oder externen Datenschutzbeauftragten*. Name und Kontaktdaten müssen dem Landesdatenschutzbeauftragten mitgeteilt werden.

Material: Die Kassenärztliche Bundesvereinigung hat ein Musterblatt für eine „Patienteninformation zum Datenschutz in der Praxis" ins Netz gestellt unter *http://www.kbv.de/html/datensicherheit.php*. Dieser Mustertext kann auch von meiner Website *geraldmackenthun.de/diagnostik* heruntergeladen und eignen Bedürfnissen angepasst werden.

Hinweis: Abmahnvereine sind hinterher, Praxisinhabern Verstöße gegen die Datenschutzgrundverordnung nachzuweisen und mit hohen Strafzahlungen zu belegen! Insbesondere Praxen mit eigener Internetseite (Praxis-Website) benötigen Datenschutzhinweise im Impressum und/oder im Haftungsausschluss (Disclaimer).

Material: Die Kassenärztliche Bundesvereinigung hat dazu umfangreiches Informationsmaterial ins Netz gestellt. Grundlegende Infos unter *http://www.kbv.de/media/sp/Praxisinformation_Datenschutz_DSGVO.pdf*.

In einer Umfrage des Ärzte- und Psychotherapeutennetzwerks *Coliquio* vom April 2018 erklärten über 90 Prozent der Teilnehmenden, dass sie die Datenschutzverordnung in diesem Umfang für überflüssig und den bürokratischen Aufwand für unverhältnismäßig hoch halten. Weniger als 5 % hielten sie für wichtig und 1 % hatte keine Meinung dazu.

8.5.6 Auskunftspflicht

Seit Einführung des Patientenrechtegesetzes im Jahr 2013 ist das Recht des Patienten auf Einsichtnahme in seine Krankenunterlagen im Bürgerlichen Gesetzbuch (BGB) verankert (§ 630g BGB). Der Patient hat Anspruch auf die unverzügliche Einsichtnahme in seine vollständige, ihn betreffende Krankenakte, unabhängig davon, ob diese elektronisch oder in Papierform geführt wird. Eine „unverzügliche" Einsichtnahme bedeutet, dass die Unterlagen innerhalb von 2 Wochen vorliegen müssen. Bei sehr umfangreichen – u. a. stationären – Unterlagen kann auch eine Einsichtnahme bis zu 4 Wochen nach dem Auskunftsverlangen noch als unverzüglich gelten. Ein Einsichtsbegehren muss (wegen der Dokumentation) schriftlich erfolgen. Das Einsichtsrecht ist grundsätzlich in den Praxisräumlichkeiten zu gewähren.

Die Originalunterlagen dürfen an den Patienten keinesfalls herausgegeben oder an ihn verschickt werden. Bei der Anfertigung von Kopien hat der Patient die dafür entstandenen Kosten zu tragen. Dabei ist die Höhe der Kopierkosten gesetzlich nicht festgelegt. Die Aufzeichnungen müssen dabei für den Patienten als Laien nicht verständlich sein, medizinische Fachbegriffe und Abkürzungen müssen nicht übersetzt oder erläutert werden.

Eine Verweigerung des Einsichtsrechts kann aus erheblichen therapeutischen Gründen erfolgen, beispielsweise wenn die Kenntnis des Akteninhalts beim Patienten zu einer Selbstgefährdung führen könnte. Dies könnte bei psychiatrischen und psychotherapeutischen Unterlagen der Fall sein.

Löschung von Daten kann verlangt werden, doch muss dabei die Aufbewahrungsfrist von Patientenakten von zehn Jahren eingehalten werden.

Datenpannen, beispielsweise der Diebstahl oder Verlust einer Festplatte, müssen an den Landes-Datenschutzbeauftragten innerhalb von 72 Stunden gemeldet werden.

Weitere Informationen: Details zum Auskunftsrecht (DSGVO, Art. 15): https://www.datenschutz-grundverordnung.eu/grundverordnung/art-15-ds-gvo/.

Quelle: www.coliquio.de; Alexa Frey, Fachanwältin für Medizinrecht 1. Mai 2018)

8.5.7 Therapievertrag

Gegen Ende der Probatorik und wenn beide Protagonisten zur Überzeugung kommen, dass sie zusammenpassen, unterschreibt der Patient eine Therapie*vertrag* (der Begriff „Psychotherapie*vereinbarung*" sollte nicht gewählt werden, weil er für die „Psychotherapie-Vereinbarung" zwischen der Kassenärztlichen Bundesvereinigung und dem Spitzenverband Bund der Krankenkassen vorbehalten bleiben sollte). In diesem Vertrag können verschiedene Punkte vereinbart werden, die die Belange der Institution betreffen oder zur Bedingung einer Psychotherapie gemacht werden. Das kann z.B. eine Regelung für das **Ausfallhonorar** bei nicht rechtzeitig abgesagten Stunden sein. Ich bitte in meinem Vertrag ferner um Folgendes:

- Melden Sie sich am Telefon bitte mit Namen und nicht nur mit „Ja"; mir ist es lästig nachzufragen, mit wem ich es denn am Telefon zu tun habe.
- Richten Sie bitte Ihre Mailbox so ein, dass aus der Ansage deutlich hervorgeht, mit wem ich verbunden bin. Es ist unangenehm, eine Nachricht zu hinterlassen, von der man nicht weiß, wer sie hört und erreicht.
- Mobiltelefone bitte vor Beginn der Stunde zuverlässig ausschalten;
- Bitte nicht Kaugummi kauen.
- keine Geschenke mitzubringen oder zu machen. Der Therapeut freut sich, wenn Sie ihre Dankbarkeit in Worten ausdrücken.

Das alles vergessen die meisten Patienten nach einiger Zeit und eine Auffrischung ist erforderlich.

Ausfallhonorar einzufordern ist ein frustrierendes Unterfangen. Die meisten Patienten wollen unbedingt drum herumkommen, oftmals weil sie wirklich wenig Geld haben. Ich bin meistens froh über ausfallende Stunden, da meine Praxis eigentlich immer etwas überbesetzt ist. Manchmal schiebe ich andere Patienten in die Lücken, oft genieße ich aber die Pausen. Manchmal gelingt es, den Patienten noch in derselben Woche bei einem Ausweichtermin zu sehen.

Material: Muster für einen Psychotherapievertrag unter *geraldmackenthun.de/Diagnostik.*

8.5.8 Suizidpakt

Der Selbstmord eines Patienten ist mit die größte Katastrophe für einen Therapeuten. Bei Anzeichen von Suizidalität ist es für den Therapeuten ratsam, dies offen mit dem Patienten anzusprechen und evtl. einen Suizidpakt mit ihm abzuschließen. Der Behandler muss sich eine klare Vorstellung darüber machen, wie stark suizidal der Patient ist und wie konkret seine Pläne sind.

Bei Hinweis auf akute Selbst- und Fremdgefährdung ist eine Einweisung in die Psychiatrie – nach Möglichkeit mit Einverständnis des Patienten – erforderlich. Ein Therapeut kann aber auch die Polizei bitten, eine Zwangseinweisung durchzuführen. Die Polizei entscheidet allerdings selbstständig, ob die erforderlichen Voraussetzungen gegeben sind.

Der Suizidpakt ist eine gemeinsam getroffene Vereinbarung zwischen Patient und Therapeut, dass der Patient bis zum nächsten vereinbarten Termin keinen Suizidversuch unternehmen wird bzw. sich in der Not und unter Druck sofort an Personen oder Institutionen wendet. Namen und Telefonnummern sollten mit dem Patienten schriftlich festgehalten werden. Infrage kommen die Notaufnahme des nächstgelegenen Krankenhauses, die Ambulanz einer psychiatrischen Station eines Krankenhauses in der Nähe, der kommunale Krisendienst, die Telefonseelsorge und der Therapeut selbst, aber auch gute Freunde.

Eine Antisuizidpakt ist primär nicht als Versprechen wichtig, sondern als Initiator dafür, dass der Therapeut den Patienten erreicht, dass er signalisiert, dass er sich Sorgen machen, und dass der Patient diese Zuwendung spürt, schätzt und für wichtig hält. Möglicherweise spielt sogar ein Stück Mitleid des Patienten mit dem Therapeuten mit, wenn der Suizidale vor dem letzten Schritt zurückschreckt mit dem Gedanken, „ich will dem Therapeuten das jetzt nicht antun". Eine Garantie dafür gibt es nicht.

Material: Muster für einen Antisuizid-Pakt (Non-Suizid-Vertrag) samt Erläuterungen im Online-Angebot unter *geraldmackenthun.de/diagnostik*.

8.6 Passung

Wenn sich ein Patient zu einer Psychotherapie entschließt, gerät er durch mehrere Zufälle an einen Therapeuten, dessen Qualifikation er nicht kennt. Die Frage ist, ob Therapeut und Klient zusammenpassen werden. Der heutige Forschungsstand besagt, dass das eingesetzte Therapieverfahren als solches (z.B. Tiefenpsychologisch-fundierte Psychotherapie, Psychoanalyse oder Verhaltenstherapie) von Bedeutung, aber nicht allein für einen Behandlungserfolg ausschlaggebend ist. Hinzukommen sollte eine gute Übereinstimmung („Passung") zwischen dem Patienten einerseits und dem Therapeuten auf der anderen Seite.

Eine gute Passung lässt sich u.a. daran erkennen, dass es gelingt, eine gemeinsame Sprache zu finden und die gesamte Behandlungsatmosphäre so zu gestalten, dass sich ein spürbarer therapeutischer Prozess entfalten kann. Als gutes Zeichen ist z.B. zu werten, wenn der Patient die therapeutischen Gespräche als hilfreich erleben und dabei kleine, positive Veränderungsschritte bei sich bemerken kann. Die Probatorik ist dazu da herauszufinden, ob die Passung stimmt. Das kann herausgefunden werden mit der Frage: „Glauben Sie, dass Sie über längere Zeit mit mir gut zusammenarbeiten können?"

Manchmal divergieren Vorstellungen über Krankheitsursachen und dem Vorgehen zu ihrer Behebung. Eine mangelnde Passung demotiviert beide Seiten. Das kann zum Therapieabbruch oder sollte zu einem Therapeutenwechsel oder Verfahrenswechsel führen. Das kann der Fall sein, wenn die erzielten therapeutischen Veränderungen als unzureichend empfunden werden.

8.7 Zusammenfassung

Um sicher zu gehen, dass an alles gedacht worden ist, kann sich der Therapeut ein Merkblatt zurechtlegen. Hier ein Beispiel für ein Therapeuten-Merkblatt:

Liegt eine behandlungsbedürftige Krankheit vor?	Ja / Nein	(Notwendigkeit)
Liegt die Indikation in meiner Therapierichtung?	Ja / Nein	(Zweckmäßigkeit)
Glaube ich, mit dem Pat. zusammenarbeiten zu können?	Ja / Nein	(Arbeitsbündnis)
Kann sich der Pat. vorstellen, mit mir zusammenzuarbeiten?	Ja / Nein	(grundlegend)
Wie viele Therapiestunden werden voraussichtlich benötigt?	(Wirtschaftlichkeit)	
Ist Leidensdruck vorhanden? (auf einer Skala von 1-10)	....	
Veränderungsbereitschaft (auf einer Skala von 1-10)	....	
Motivation (auf einer Skala von 1-10)	....	
Ist die Therapiemotivation ausreichend?	Ja / Nein	
Hat der Pat. konkrete Therapieziele benannt?	Ja / Nein	(betr. Prognose)
Wurde der Pat. über Datenschutz aufgeklärt?	Ja / Nein	
Wurden alle Punkte mit dem Pat. besprochen?	Ja / Nein	(Aufklärungspflicht)

8.8 Therapieplanung

Für die Durchführung einer Psychotherapie reicht es nicht, dass der Patient sie wünscht und der Therapeut sie sich zutraut. Unter der Bedingung, dass Krankenkassen die Kosten übernehmen, muss eine

- behandlungsbedürftige und krankheitswertige Störung vorliegen (Notwendigkeit),
- die mit der vom Therapeuten erlernten Verfahren behandelt werden kann,
- bei zugleich ausreichend guter prognostischer Chance
- für die Erreichung eines begrenzten Behandlungsergebnisses (Zweckmäßigkeit)
- bei zusätzlicher Beachtung der Wirtschaftlichkeit.

Für Psychotherapie im Rahmen des deutschen Gesetzlichen Krankenversicherung (GKV) ergeben sich Notwendigkeit, Zweckmäßigkeit und Wirtschaftlichkeit aus dem Sozialgesetzbuch V, § 12. Absatz 1 lautet:

> *(1) Die Leistungen müssen ausreichend, zweckmäßig und wirtschaftlich sein; sie dürfen das Maß des Notwendigen nicht überschreiten. Leistungen, die nicht notwendig oder unwirtschaftlich sind, können Versicherte nicht beanspruchen, dürfen die Leistungserbringer nicht bewirken und die Krankenkassen nicht bewilligen.*

Was heißt ausreichend?

Ausreichend ist eine Behandlung, die der Art und Schwere der Krankheit entspricht und den Stand der medizinischen Erkenntnisse berücksichtigt.

Zweckmäßig?

Zweckmäßig sind Leistungen die geeignet sind, im Rahmen der anerkannten diagnostischen und therapeutischen Möglichkeiten den angestrebten Heilerfolg zu erzielen.

Wirtschaftlich?

Wirtschaftlich (im Sinne des SGB V) sind Leistungen, die im Vergleich zu anderen ein günstiges Verhältnis von Kosten und Nutzen aufweisen.

Notwendig?

Notwendig ist alles, worauf Ärzte und Psychotherapeuten bei der Behandlung eines Patienten nicht verzichten dürfen, andernfalls die Behandlung nicht ausreichend wäre.

Das bedeutet die Beantwortung der Frage (die sich der Therapeut selbst stellen muss und die im Bericht an den Gutachter beantwortet werden muss):

- Welches Therapieziel kann mit
- welcher nachweislich wirksamen therapeutischen Methode in
- welchem angemessenen Zeitraum
- unter Berücksichtigung der Person des Patienten erreicht werden? (Reimer/Rüger, S. 44, li. Spalte).

Die Wahl des Behandlungsverfahrens ergibt sich nicht aus der Schwere des Falles, sondern aus diesen vier Fragen.

Im Leitfaden zum Abfassen des Berichts an einen Gutachter heißt es:

- *Individueller krankheitsbezogener Behandlungsplan, auch unter Berücksichtigung evtl. vorausgegangener ambulanter und stationärer Behandlungen sowie Angaben zu den im individuellen Fall geplanten Behandlungstechniken und -methoden; bei Kindern und Jugendlichen Angaben zur geplanten Einbeziehung der Bezugspersonen*

Hier ist nicht nur die Behandlungsbedürftigkeit als solche darzulegen, sondern insbesondere die Wahl des Behandlungsverfahrens zu begründen. Dabei muss auch das Gebot der Wirtschaftlichkeit beachtet werden; d. h., das aufwändigere Verfahren muss gegenüber dem weniger aufwändigen Verfahren hinreichend begründet sein. Nicht ausreichend ist z. B. die Feststellung, dass der Patient für ein bestimmtes Verfahren geeignet oder der Leidensdruck besonders hoch ist, vielmehr muss dieses unter den infrage kommenden Verfahren das sinnvollste und zweckmäßigste sein.

Dabei ist maßgeblich, für welches therapeutische Vorgehen eine nachhaltige Änderung der für aktuelle krankheitswertige Beschwerden verantwortlichen innerpsychischen Krankheitsdispositionen erreicht werden kann. Hier wird vielfach bereits das Erreichen von wichtigen Teilzielen als sinnvoll zu werten sein, wenn dadurch eine positive Gesamtentwicklung zu erwarten ist und bis dahin bestehende ungünstige

Circuli vitiosi unterbrochen werden können (Faber-Haarstrick-Kommentar Psychotherapie-Richtlinien, 7. Aufl.; vgl. Rüger et al. 2005, S. 28-29).

Hinweis: In Kapitel 9.3.1 wird der Unterschied zwischen einem tiefenpsychologischen und einem analytischen Vorgehen erörtert.

Hinweis: Andere Verfahren als die in den Psychotherapie-Richtlinien genannten Behandlungsmethoden (B 11.1) können nicht Bestandteil des Behandlungsplans sein. Falls Sie weitere Verfahren gelernt haben (Autogenes Training, körperorientierte Verfahren), so können Sie diese anwenden, sie dürfen aber nicht im Bericht erwähnt werden. Ausnahme: Gruppentherapie und EMDR.

Weitere Literatur: über Therapieplanung Leichsenring 2006, S. 26ff., mit Fallbeispielen, auch S. 56f.

Beispiel 15: Formulierung Therapieplanung

Vorgesehen ist eine tiefenpsychologisch fundierte Langzeittherapie als Einzelbehandlung mit einer Dauer von max. 100 Stunden, mit einem ersten Therapieschritt von 60 Stunden, bei einer Frequenz von einer Sitzung pro Woche.

Die Patientin selbst möchte ihren „inneren Frieden finden" und ihr „Kopfkarussell abstellen". Sie möchte sich mit ihrer Vergangenheit auseinandersetzen, um mehr Lebensqualität zu erreichen („Ich weine jetzt die Tränen, die ich nie weinen konnte!").

Zunächst soll es in der Therapie um bewältigungsorientierende und ichstärkende Maßnahmen gehen. Zuversicht und Optimismus sollten vermittelt und Ressourcen, insbesondere zur Bewältigung, herausgearbeitet werden. Des Weiteren geht es um die Durcharbeitung ihres familiären Hintergrundes, damit die Lebensstationen für die Patientin besser verstehbar werden, mit dem Ausblick einer möglichen Neubewertung ihrer Entwicklung. Ebenfalls sollten psychoedukative Maßnahmen nicht vernachlässigt werden.

Oder:

Vorgesehen ist eine tiefenpsychologisch fundierte Langzeittherapie als Einzelbehandlung mit einer Dauer von max. 100 Stunden, mit einem ersten Therapieschritt von 60 Stunden, bei einer Frequenz von einer Sitzung pro Woche. Die

Patientin hat noch eine unklare Therapiemotivation, aber akuten Leidendruck. Ihre Angehörigen (Nichte, Sohn) raten ihr sehr zu einer Therapie. Der Konfliktfokus liegt zunächst auf der supportiven Wiederherstellung der Alltagsfunktionsfähigkeit (Alltagsstruktur, soziale Kontakte). Das entspricht den Zielvorstellungen der Patientin. Am Ende der Therapie möchte Frau F. „sich fitter fühlen" und wieder mehr Freude empfinden.

Weitere Ziele der Behandlung sind Ich-Stärkung im Hinblick auf das Erlernen erwachsener Unabhängigkeit auch von ihrem Sohn. Es geht des Weiteren um die Durcharbeitung ihres familiären Hintergrunds, damit die aktuelle Krise für die Patientin besser verstehbar wird, mit dem Ausblick einer möglichen Neubewertung ihrer Entwicklung. Ihr bisher gelebtes Leben soll ihr gespiegelt werden und ihr dabei helfen, die anstehende Entwicklungsaufgabe des Alters besser annehmen zu können und mit Sinn zu füllen.

8.9 Setting

Im Leitfaden heißt es:

- *Begründung des Settings (Einzel- oder Gruppentherapie oder Kombinationsbehandlung), der Sitzungszahl sowie der Behandlungsfrequenz und ggf. auch kurze Darstellung des Gruppenkonzepts; bei Kombinationsbehandlung zusätzlich kurze Angaben zum abgestimmten Gesamtbehandlungsplan*

Hier möchte der Gutachter wissen, ob Sie die Möglichkeiten zur Kombination von Einzel- und Gruppentherapie oder nur Einzeltherapie oder nur Gruppentherapie wählen. In den vorigen zwei Tabellen sind die Maximalstunden für Einzeltherapie und für Gruppentherapie mit einem Schrägstrich voneinander getrennt (100 / 80 heißt max. 100 für Einzeltherapie und max. 80 Stunden pro Patient für Gruppentherapie).

„Setting" als Begriff umfasst natürlich noch deutlich mehr. Der Rahmen der Psychotherapie ist von großer Bedeutung, weil er die gemeinsame Arbeit zwischen Psychotherapeuten und Patienten erst ermöglicht. Der Patient soll spüren, dass es um ein therapeutisches Gespräch geht, nicht um eine angenehme Plauderei, um die Zeit vorübergehen zu lassen. Für den Bericht wäre hier nur noch die Frequenz der Sitzungen von Interesse. In einem tiefenpsychologischen Rahmen können auch zwei Sitzungen pro Woche angekündigt werden, beispielsweise wenn eine Problematik besonders dringlich ist und der Patient engmaschige Unterstützung benötigt.

Im späteren Verlauf der Therapie können beide eine geringere Frequenz – beispielsweise nur alle zwei oder vier Wochen – vereinbaren, oder nur jede Woche 25 bis 30 Minuten. Das muss nicht im Bericht erwähnt werden. Wenn man es dennoch tut, könnte man sich als Therapeut eventuell in unguter Weise festgelegt sehen. Formulieren Sie lieber so, dass Sie in Ihren Handlungsoptionen möglichst frei bleiben.

Therapeuten können mit den verschiedenen Antragsarten spielen, um Patienten und deren Anliegen gerecht zu werden. Auf den folgenden Seiten werden die Möglichkeiten im Überblick dargestellt.

Tabelle 24: Überblick Antragsarten Erwachsene

<table>
<tr><th colspan="4" rowspan="2">Versorgungsangebote</th><th colspan="3">Bewilligungsschritte für Einzeltherapie/ Gruppentherapie bei Erwachsenen in Therapieeinheiten</th></tr>
<tr><th>Schritt 1</th><th>Schritt 2</th><th>Erläuterungen</th></tr>
<tr><td rowspan="5">Sprechstunde
• bis zu 6 x à 25 Min.
• Einheiten von 25 oder 50 Min.

Hinweis:
50 Minuten Sprechstunde ab April 2018 verpflichtend für weitere psychologische Behandlung.</td><td colspan="3">Akutbehandlung
• bis zu 24 x à 25 Min.
• Einheiten von 25 oder 50 Min.</td><td>anzeigepflichtig</td><td></td><td>Erbrachte Stunden der Akutbehandlung sind mit einer ggf. anschließenden Kurz- oder Langzeittherapie zu verrechnen.</td></tr>
<tr><td rowspan="4">Probatorik
• verpflich tend für Einleitung einer Kurz- oder Langzeittherapie

• 2 bis 4 x à 50 Min.</td><td colspan="2">Kurzzeittherapie
(VT, TP oder AP)</td><td>bis zu 12 antragspflichtig; grundsätzlich nicht mehr gutachterpflichtig</td><td>bis zu 24 antragspflichtig; grundsätzlich nicht mehr gutachterpflichtig</td><td>Umwandlung in Langzeittherapie ist gutachterpflichtig.</td></tr>
<tr><td rowspan="3">Langzeit-herapie</td><td>Verhaltenstherapie (VT)</td><td>bis zu 60 antrags- und gutachterpflichtig</td><td>bis zu 80 antragspflichtig; Gutachterpflicht liegt im Ermessen der Krankenkassen</td><td rowspan="3">Rezidivprophylaxe
Ein begrenzter Anteil noch nicht in Anspruch genommener Sitzungen aus dem Langzeit-Kontingent kann zwei Jahre zur Rezidivprophylaxe genutzt werden (Anzeige des Therapieendes durch Therapeuten erforderlich).</td></tr>
<tr><td>Tiefenpsychologisch fundierte Psychotherapie (TP)</td><td>bis zu 60 antrags- und gutachterpflichtig</td><td>bis zu 100 / 80 antragspflichtig; Gutachterpflicht liegt im Ermessen der Krankenkassen</td></tr>
<tr><td>Analytische Psychotherapie (AP)</td><td>bis zu 160 / 80 antrags- und gutachterpflichtig</td><td>bis zu 300 / 150 antragspflichtig; Gutachterpflicht liegt im Ermessen der Krankenkassen</td></tr>
<tr><td colspan="7">Andere Beratungs- und Unterstützungsangebote (z.B. Schuldnerberatung, Ehe- und Familienberatungsstelle)</td></tr>
</table>

Quelle: Kassenärztliche Bundesvereinigung

Tabelle 25: Überblick Antragsarten Kinder und Jugendliche

<table>
<tr><th colspan="4" rowspan="2">Versorgungsangebote</th><th colspan="3">Bewilligungsschritte für Einzeltherapie/ Gruppentherapie bei Kindern (K) und Jugendlichen (J) in Therapieeinheiten</th></tr>
<tr><th>Schritt 1</th><th>Schritt 2</th><th>Erläuterungen</th></tr>
<tr><td rowspan="5">Sprechstunde
• bis zu 10 x à 25 Min.
• Einheiten von 25 und 50 Min.

Hinweis: 50 Minuten Sprechstunde ab April 2018 verpflichtend für weitere psychologische Behandlung.</td><td colspan="3">Akutbehandlung
• bis zu 24 x à 25 Min.
• Einheiten von 25 oder 50 Min.</td><td>anzeigepflichtig</td><td></td><td>Erbrachte Stunden der Akutbehandlung sind mit einer ggf. anschließenden Kurz- oder Langzeittherapie zu verrechnen.</td></tr>
<tr><td rowspan="4">Probatorik
• verpflichtend für Einleitung einer Kurz- oder Langzeittherapie

• 2 bis 6 x à 50 Min.</td><td colspan="2">Kurzzeittherapie
(VT, TP oder AP)</td><td>bis zu 12 antragspflichtig; grundsätzlich nicht mehr gutachterpflichtig</td><td>bis zu 24 antragspflichtig; grundsätzlich nicht mehr gutachterpflichtig</td><td>Umwandlung in Langzeittherapie ist gutachterpflichtig.</td></tr>
<tr><td rowspan="3">Langzeittherapie</td><td>Verhaltenstherapie (VT)</td><td>bis zu 60 antrags- und gutachterpflichtig</td><td>bis zu 80 antragspflichtig; Gutachterpflicht liegt im Ermessen der Krankenkassen</td><td rowspan="3">Rezidivprophylaxe
Ein begrenzter Anteil noch nicht in Anspruch genommener Therapieeinheiten aus dem Langzeit-Kontingent kann zwei Jahre zur Rezidivprophylaxe genutzt werden (Anzeige des Therapieendes durch Therapeuten erforderlich).</td></tr>
<tr><td>Tiefenpsychologisch fundierte Psychotherapie (TP)</td><td>K: bis zu 70 / 60
J: bis zu 90 / 60
antrags- und gutachterpflichtig</td><td>K: bis zu 150 / 90
J: bis zu 180 / 90
antragspflichtig; Gutachterpflicht liegt im Ermessen der Krankenkassen</td></tr>
<tr><td>Analytische Psychotherapie (AP)</td><td>K: bis zu 70 / 60 J: bis zu 90 / 60
antrags- und gutachterpflichtig</td><td>K: bis zu 150 / 90
J: bis zu 180 / 90
antragspflichtig; Gutachterpflicht liegt im Ermessen der Krankenkassen</td></tr>
<tr><td colspan="7">Andere Beratungs- und Unterstützungsangebote (z.B. schulpsychologische Beratungsstelle, Ergotherapie, Logopädie)</td></tr>
</table>

Quelle: Kassenärztliche Bundesvereinigung

8.10 Kooperation mit anderen Berufsgruppen

Im Leitfaden für das Berichteschreiben wird nach der „Kooperation mit anderen Berufsgruppen“ gefragt.

Dies ist ein neuer Punkt, den es bis April 2017 so noch nicht gab. Kooperation mit anderen ärztlichen Berufszweigen ist grundsätzlich wünschenswert, aber erfahrungsgemäß schwierig. Ärzte geringschätzen manchmal die Psychotherapeuten. Oder sie sind schwer bis gar nicht zu erreichen. Oder sie äußern sich unklar. Wie sich die Zusammenarbeit mit anderen Heilberuflern entwickeln wird, ist noch nicht abzusehen. Jedenfalls ist eine engere Kooperation gewünscht und oftmals auch machbar. Falls Sie also Ideen zu diesem Thema haben, informieren Sie den Gutachter darüber. Die Kontakte des Patienten zu Kliniken (z.B. teilstationär) oder anderen Ärzten (insbesondere Psychiater) sollten angegeben werden. Es ist günstig, wenn der Gutachter liest, dass der Patient seine Medikamente zuverlässig von einem Arzt verschrieben bekommt.

8.11 Prognose

Im Leitfaden heißt es:

- *Prognose unter Berücksichtigung von Motivation, Umstellungsfähigkeit, inneren und äußeren Veränderungshindernissen; bei Kindern und Jugendlichen auch bezüglich der Bezugspersonen*

Aus den vorhergehenden Punkten ergibt sich letztlich die Prognose der Psychotherapie. Hier sollen in kurzer Form jene Faktoren dargestellt werden, die für einen Erfolg oder für einen drohenden Misserfolg einer Therapie sprechen. Schwierigkeiten sollten nicht heruntergespielt werden. Sieht man solche, sollte man darlegen, wie man diesen begegnen will und welche Grenzen die Behandlung eventuell hat. In Punkt 6 sollen die Argumente, die für eine gute Prognose sprechen, und die Argumente, die eine Gefährdung der Therapie bedeuten, gegeneinander abgewogen werden. Es könnte sein, dass bei zu vielen Schwierigkeiten der Gutachter ein geringeres Kontingent bewilligt, doch ist das kein großer Beinbruch. Eine gute Prognose wird abgeschlossen mit dem Satz, „die Prognose ist ausreichend günstig", eine eher schlechte Prognose mit „die Prognose ist gerade noch günstig".

Die prognostische Einschätzung soll durchaus kritisch, auch unter Berücksichtigung von zu erwartenden Schwierigkeiten und Einschränkungen, erfolgen, damit bei einem Fortführungsantrag die zwischenzeitliche Entwicklung unter Bezug auf die ursprüngliche Einschätzung dargestellt werden kann. Die Reife oder Unreife der Charakterstruktur lässt ein Abschätzen zu, ob der Patient über ausreichende Ressourcen verfügt, um seinen Alltag *und* die Entwicklungsanforderungen einer Therapie zu meistern.

Hinweis: Grundsätzlich ist es besser, eine nicht zu günstige Prognose zu stellen. Jeder Gutachter weiß, wie schwierig Veränderungsprozesse sind, deswegen wird eine zu günstige Prognose als Anfängerfehler gesehen und die Anträge werden aus diesen Gründen eher abgelehnt.

8.11.1 Prognostische Merkmale

In der diagnostischen Phase muss nach prognostisch günstigen und ungünstigen Hinweisen gesucht werden. Die folgende Tabelle gibt dazu Hinweise.

Tabelle 26: Liste prognostischer Merkmale

Leidensdruck	„Der nächste Motor der Therapie ist das Leiden des Patienten und sein daraus entspringender Heilungswunsch" (Freud 1913). Im gegenteiligen Fall zieht der Patient z.B. mehr Nutzen als Leiden aus seiner Symptomatik.
Krankheitsgefühl	Der Patient anerkennt rational und emotional, dass er krank ist und Hilfe braucht. Im gegenteiligen Fall wird das Kranksein verleugnet (z.B. bei der Magersucht als das Bemühen, eine schlanke Figur zu bekommen).
Veränderungswunsch	Der Veränderungswunsch beschränkt sich nicht auf den Wunsch nach Symptomwegfall, sondern schließt auch die Absicht ein, die inneren Einstellungen und äußeren Gegebenheiten zu verändern.
Bereitschaft, selbst aktiv zu werden	Der Patient ist bereit und in der Lage, eigene Beiträge zur therapeutischen Zusammenarbeit zu liefern. Im gegenteiligen Falle überwiegt die passive Erwartung, von einem mäch-

	tigen Helfer geheilt oder getragen zu werden.
Bereitschaft zu emotionaler Belastung	Der Patient ist bereit und in der Lage, sich den schmerzlichen Affekten auszusetzen, die zwangsläufig aufkommen, wenn er sich mit seinen unbewältigten Konflikten konfrontiert. Im gegenteiligen Fall vermeidet der Patient emotionale Belastung, indem er die Konfliktthemen nicht an sich heranlässt.
Krankheitsgewinn	Das Kranksein schafft Vorteile (erzwungene Rücksichtnahme anderer), die nur schwer aufgegeben werden können.
Einsichtsfähigkeit	Die Fähigkeit und das Interesse, sich selbst introspektiv wahrzunehmen und z. B. Zusammenhänge zwischen der psychischen Verfassung und der Krankheit herzustellen. Im gegenteiligen Falle werden Erklärungen für die eigene Situation bevorzugt außerhalb der eigenen Person gesucht.
Affektdifferenzierung	Fähigkeit, eigene Affekte differenziert wahrzunehmen; Störung dieser Funktion erschwert psychotherapeutische Ansätze des Selbstverständnisses.
Selbstwert	Fähigkeit den eigenen Selbstwert zu regulieren; hohe narzißtische Kränkbarkeit erschwert die selbstkritische Betrachtung der eigenen Situation und ihrer Konflikte.
Impulssteuerung	Fähigkeit, mit eigenen Impulsen steuernd umzugehen; bei Beeinträchtigung tritt an die Stelle des Denkens, Vorstellens und Phantasierens der Impuls, sofort entsprechend dem aktuellen Bedürfnis zu handeln (Agiertendenz).
Autoaggressive Tendenzen	Die Planungs- und Handlungsmöglichkeiten werden durch selbstschädigende, selbstquälerische und selbstzerstörerische Impulse unterlaufen.
Affekttoleranz	Fähigkeit, auch mit intensiven und unlustvollen Affekten steuernd umzugehen; fehlende Affekttoleranz bzw. fehlende Frustrationstoleranz verlangen nach sofortigem Entlastungshandeln (z. B. Ersatzbefriedigungen).

Abwehr	Fähigkeit, Konflikte intrapsychisch auszutragen; bei unreifer Abwehr werden Konflikte nicht intrapsychisch, sondern interpersonell erlebt und werden somit auch nicht von der eigenen Person verantwortet, sondern den anderen zugeschrieben.
Selbst-Objekt-Differenzierung	Fähigkeit, die Quelle bestimmter Intentionen entweder im Selbst oder in den Objekten zu verorten; bei deren Störung kommt es zu projektiven Zuschreibungen und Beziehungsverwicklungen.
Ganzheitliche Objekt-wahrnehmung	Fähigkeit, Objekte mit guten und schwierigen Seiten wahrzunehmen; bei deren Störung besteht die Tendenz zur Spaltung zwischen nur guten und nur schlechten Objekten.
Kommunikation	Fähigkeit, fremde Affekte zu verstehen und eigene Affekte mitzuteilen; bei Störung dieser Funktion beherrschen Missverständnisse und Verwirrung die Beziehungssituation.
Internalisierung	Fähigkeit, gute innere Objektbilder zu errichten und zu erhalten; bei Störung dieser Funktion hinterlässt die Therapie lange Zeit keine Spuren, das heißt der Patient kann die positiven Beziehungserfahrungen aus der Therapie nicht in sich aufbewahren.
Entwicklungsfähigkeit	Der Therapeut sieht bei seinem Patienten entwicklungsfähige kreative Seiten.
Kooperationsfähigkeit	Der Therapeut sieht bei seinem Patienten kooperative motivierte Seiten.
Gegenübertragung	Der Therapeut ist emotional angesprochen durch die Unausweichlichkeit der lebensgeschichtlichen Entwicklung bei seinem Patienten.
Lebensbewältigung	Der Therapeut spürt Respekt für die bisherige Lebensbewältigung seines Patienten.
Verstehen	Der Therapeut versteht gut, um welche Problematik es sich

	bei dem Patienten handelt.
Kompetenz	Der Therapeut ist überzeugt, dass er mit seinen therapeutischen Mitteln und mit seiner Persönlichkeit diesen Patienten fördern kann. Der Patient hält den Therapeuten für willens und kompetent, ihn zu behandeln.
Therapeutenmotivation	Der Therapeut ist motiviert, die Behandlung bei diesem Patienten durchzuführen. Die Gegenübertragung ist gut.

Quelle: Rudolf & Henningsen 2007, S. 339f.

Beispiel 16: Formulierungen zur Prognose

Ihre guten kognitiven und verbalen Fähigkeiten und ihre nach wie vor lebensbejahende Einstellung stellen verlässliche Ressourcen für die Therapie dar. Sie erscheint hinreichend differenziert, stabil und intelligent, um psychodynamische Zusammenhänge zu erfassen. Insgesamt ist die Prognose als günstig einzuschätzen.

Oder:

Derzeit besteht noch eine Diskrepanz zwischen dem Therapiefokus und dem Fokus der Patientin, sodass noch fraglich ist, ob die Patientin sich darauf einlassen kann, sich mit dem Alter zu versöhnen und sich aus der „Rolle einer 17-jährigen Prinzessin" zu befreien. Ihre guten kognitiven und verbalen Fähigkeiten und ihre Interessiertheit an der Welt stellen verlässliche Ressourcen für die Therapie dar. Sie erscheint hinreichend differenziert, stabil und intelligent, um psychodynamische Zusammenhänge zu erfassen. Insgesamt ist die Prognose als ausreichend günstig einzuschätzen.

Oder:

Die Indikation einer tiefenpsychologisch fundierten Psychotherapie ist damit gegeben. Der sekundäre Krankheitsgewinn, durch die Symptomatik Aufmerksamkeit und Fürsorge zu rechtfertigen, könnte prognoseeinschränkend gewertet werden. Aufgrund einer bereits angebahnten vertrauensvollen therapeutischen Beziehung, der gegebenen Motivation, Selbstreflexion, Zuverlässigkeit und der bisherigen Leistungslinie ist jedoch insgesamt von einer ausreichend günstigen Prognose auszugehen. Vorgesehen sind 60 Stunden einer einmal wöchentlich stattfindenden tiefenpsychologisch fundierten Einzeltherapie.

8.12 Alternativen zu einer Therapie

Die Probatorik muss keineswegs zwingend in eine Psychotherapie münden. Aus unterschiedlichen Gründen – mangelnde Passung zwischen Patient und Therapeuten beispielsweise – können dem Patienten Alternativen vorgeschlagen werden: Weiterleitung an andere Therapeuten mit anderem therapeutischen Schwerpunkt, stationärer Aufenthalt in einer Fachklinik, Besuch eine fachspezifischen Tagesklinik, Aufsuchen von Selbsthilfegruppen (Anonyme Alkoholiker z.B.), weitere ärztliche Abklärung (beispielsweise bei Verdacht einer Schilddrüsenunterfunktion), Suchtentzug und -entwöhnung vor Aufnahme einer Psychotherapie, Weiterleitung zum Sozialpsychiatrischen Dienst der Kommunen, Empfehlungen für sozialpädagogische Dienste (Schülerhilfe) oder Verordnung einer Soziotherapie. Manchmal ist es auch angebracht, von einer Therapie (zum jetzigen Zeitpunkt) abzuraten.

Seit April 2017 können Psychotherapeuten erstmals Leistungen zulasten der gesetzlichen Krankenversicherung verordnen. Die wichtigsten vier Leistungen sind: Soziotherapie, medizinische Rehabilitation, Krankenhausbehandlung und Krankenbeförderung. Die direkte Einweisung in ein Krankenhaus oder die Verordnung für eine medizinische Rehabilitation oder eine Krankenbeförderung dürften nur selten vorkommen und werden hier nicht behandelt. Die Soziotherapie aber ist ein interessantes weiteres Instrument für den Psychotherapeuten und seine Patienten.

Soziotherapie ist eine ambulante Therapiemöglichkeit für schwerwiegend psychisch Erkrankte, um Krankenhausbehandlung zu vermeiden. Sie sollen dabei unterstützt werden, zum Arzt oder Psychotherapeuten zu gehen, sich behandeln zu lassen und ärztliche oder psychotherapeutisch verordnete Maßnahmen in Anspruch zu nehmen. Vertragsärzte und Psychotherapeuten benötigen eine Genehmigung ihrer Kassenärztlichen Vereinigung, um Soziotherapie zu verordnen. Ärzte und Psychotherapeuten müssen nachweisen, dass sie auf entsprechende Netzwerke zurückgreifen können, um die soziale Einbindung des Patienten zu fördern. Ärzte und Psychotherapeuten selbst sind nicht Soziotherapeuten. Sie verordnen eine Sozialtherapie und stimmen diese mit Soziotherapeuten ab.

Die „starke Beeinträchtigung“ des Patienten wird mit der Skala zur Globalen Erfassung des Funktionsniveaus (GAF) ermittelt. Dieser Wert muss kleiner als 40 und darf höchstens 50 betragen (Höchstwert 100).

Hinweise: Die KBV bietet ein Themenheft „Soziotherapie“ mit Hinweisen kostenlos an unter *www.kbv.de/910181*. – Die GAF-Skala ist abgedruckt beispielsweise in Arbeitskreis OPD (2006), S. 479f.

9 Diagnose

Wir kommen zur Diagnose. Dies wird ein kurzes Kapitel werden. Der Bericht an den Gutachter verlangt nach einer „Diagnose zum Zeitpunkt der Antragstellung“. Das umfasst:

- *ICD-10-Diagnose/n mit Angabe der Diagnosesicherheit*
- *Psychodynamische bzw. neurosenpsychologische Diagnose (TP, AP)*
- *Differenzialdiagnostische Angaben falls erforderlich*

Wenn man diese Formulierung genau nimmt, ist damit nicht nur die ICD-Diagnose gemeint. Doch zunächst wird diese erst einmal verlangt. Vorgeschrieben ist in Deutschland ohnehin eine Diagnosestellung entsprechend der *International Classification of Diseases* (ICD-10). In jedem Fall muss die diagnostische Erörterung und Einordnung die in der Symptomatik und der Lebensgeschichte erhobenen Daten bestätigen.

Neben der ICD-10-Diagnose können und sollen weitere Informationen hinzugefügt werden, und zwar

- die individuelle Ausprägung des Persönlichkeitsstils,
- das Strukturniveau,
- die bevorzugten Abwehrmechanismen,
- eventuell noch die Konflikte nach OPD-2.

ICD-10 ist auf der ganzen Welt gebräuchlich; es reicht, wenn man sich darauf beschränkt. Das Eingehen auf OPD-2 ist fakultativ, kommt aber zunehmend in Mode. DSM-V ist bislang nur in den USA gebräuchlich und dort auch nur in Kliniken und in der Forschung, wird aber auch hierzulande zunehmend von Krankenhäusern verwendet.

Beispiel 17: Diagnosen

> *Rezidivierende depressive Störung, gegenwärtig mittelgradige depressive Episode (F33.1G); Selbstwertkonflikt vor dem Hintergrund einer abhängigen und unsicheren Persönlichkeitsstruktur*

Oder aus einem anderen Bericht:

> *ICD-10 F43.2 Anpassungsstörung mit vorwiegend erschöpft-depressiver und somatisierender Reaktion, bei mäßig integrierter, ängstlich-narzisstisch-zwanghafter Neurosenstruktur. Nach OPD besteht ein Autonomie-Abhängigkeitskonflikt im passiven Modus.*

Oder:

> *F 32.1 mittelgradige depressive Störung*
> *G F51.8 nichtorganische Schlafstörung*
> *V 43.2 Anpassungsstörung*
> *vor dem Hintergrund einer sorgfältig-gewissenhaften (zwanghaft) und selbstkritisch-vorsichtigen (ängstlich) Persönlichkeitsstruktur*

Oder:

> *F33.1 langanhaltende mittelgradige depressive Störung mit Strukturdefiziten vor dem Hintergrund einer schizoiden und pseudo-unabhängigen Charakterstruktur*

Abwehrmechanismen, Persönlichkeitsstile und Strukturniveaus gehören einerseits zur Psychodynamik, andererseits zur Diagnostik. Abwehrmechanismen erklären – zumindest ansatzweise – eine Psychodynamik, die zu spezifischen Persönlichkeitsstilen führen können. Strukturniveaus und Persönlichkeitsstile sagen aber ebenso etwas aus über die Prognose. Es ist nicht leicht festzustellen, an welcher Stelle sie – von der Systematik her gesehen – behandelt werden sollten.

Die „Angabe zur Diagnosesicherheit" bezieht sich auf Codierungsmöglichkeiten wie „gesichert" (G), „Verdacht auf" (V) oder „Zustand nach" (Z). Das sind zusätzliche Informationen für den Gutachter.

Eine Unsicherheit in der Diagnose ist keine Schande. Sollte die Diagnose nur mit Mühe gestellt werden können, kann und soll mit *Differenzialdiagnosen* gearbeitet werden, d.h. mit Überlegungen zu anderen möglichen Diagnosen, Persönlichkeitsstilen und Abwehrmechanismen. Eine Diagnose kann im Bericht durchaus schwebend oder offen bleiben; es muss dies nur deutlich angezeigt werden, eventuell mit einer kurzen Begründung, warum man sich für diese und nicht eine andere Diagnose entschieden hat.

Beispiel 18: Formulierungsbeispiel Differenzialdiagnose

ICD10: F41.2 Angst und depressive Störung bei ängstlich-depressiver Persönlichkeitsstruktur mit schizoid-abhängigen Anteilen.
Die Median-Klinik Berggießhübel sieht F43.2 (Anpassungsstörung) als gesichert an. Die lange Dauer der Störung spricht dagegen.
Differenzialdiagnostisch kann wegen der zeitlich langanhaltenden Störung Dysthymia (F34.1) angenommen werden, doch spricht die Schwere der Symptomatik dagegen.

Hinweis: In diesem Buch wird weder auf die Psychodynamik und noch auf das Berichteschreiben eingegangen. Beide Themen werden ausführlich in meinem Buch *Berichte schreiben an den Gutachter in tiefenpsychologischen und psychoanalytischen Verfahren einschließlich der genauen Erörterung der Psychodynamik* (BoD Norderstedt, August 2017, 196 S.) behandelt. Über Antrag, Antragsverfahren und Formulierung des Antragsberichts siehe auch Wöller/Kruse 2010, S. 72-79.

10 Integrative Perspektive

Wenn die Beschäftigung mit der Diagnostik eines gezeigt hat, dann, dass es keinen allgemeingültigen „roten Faden“ durch das Labyrinth menschlicher Ausdrucksformen und psychischen Störungen gibt. Seit den 1970er-Jahren gibt es zunehmend Bestrebungen, alle erwähnten Paradigmen mehr oder weniger gleichberechtigt zu berücksichtigen und in neue Modelle zu integrieren. Eine integrierende Perspektive ließe sich mit Wittchen & Hoyer so formulieren:

> *Psychische Störungen sind Ergebnis von komplexen Vulnerabilitäts-Stress-Interaktionen, bei denen gleichermaßen biologische, kognitive-affektive, soziale und umweltbezogene sowie Verhaltensaspekte in ihrer entwicklungs- und zeitbezogenen Dynamik in Wechselwirkung stehen. Dabei wird auf alle verfügbaren wissenschaftlichen Erkenntniskomponenten unter Einschluss der vorgenannten Perspektiven zurückgegriffen.* (Wittchen & Hoyer 2011, S. 12)

Neue Modelle wären z. B. „erlernte Hilflosigkeit“ (Seligman 1975), Coping (Lazarus 1966, zusammenfassend Perrez & Reicherts 1992), Diathese-Stress-Modell oder Vulnerabilitäts-Stress-Modell. Die Wahrscheinlichkeit psychisch zu erkranken ist bestimmbar aus dem Verhältnis von dispositioneller Verletzlichkeit und Risiken auf der einen Seite (Vulnerabilität) und protektiven Faktoren auf der anderen Seite (Resilienz). Der integrative Ansatz erklärt das menschliche Verhalten und das Auftreten von psychischen Störungen als Interaktion biologischer, psychologischer und sozialer Variablenbündel unter Einschluss von entwicklungsbezogen Aspekten (Wittchen & Hoyer 2011, S. 20).

Charakteristisch für integrative Modelle ist also, dass alle Perspektiven eine wichtige Rolle zum Verständnis der Entstehung, der Ausformung, dem Verlauf und dem Ausgang von psychischen Störungen spielen können. Zudem nimmt das Modell an, dass die relative Bedeutung eines jeden dieser Faktoren über die Lebensspanne variiert.

> *Keine der vorliegenden Theorien ist statisch, endgültig oder allgemeingültig. Der Wert einiger Theorien besteht darin, dass sie aktuell zur Erklärung bestimmter psychischer Prozesse und Verhaltensweisen wertvolle Erkenntnisfortschritte erlauben. Der Wert anderer Theorien liegt z. B. eher darin, dass sie in*

der historischen Entwicklung eine zentrale Rolle gespielt haben. ... Bis heute haben wir für keine einzige psychische Störung hinreichend gesicherte ätiologische und pathogenetische Modelle, die es erlauben, alle relevanten Befunde widerspruchsfrei einzuordnen und entsprechende wissenschaftlich begründete Interventionen abzuleiten. Selbst relativ einfach erscheinende Fragen nach den wichtigsten Risikofaktoren und Vulnerabilitäten können zumeist nicht mit hinreichender Präzision beantwortet werden. (Wittchen & Hoyer 2011, S. 23)

Wittchen und Hoyer (2011, S. 12) bringen ein Beispiel für die unterschiedlichen, sich möglicherweise ergänzenden Perspektiven:

Gerd S. wurde über seine Ehefrau in einem mittelschweren depressiven Zustand in die Aufnahme einer großen psychiatrischen Universitätsklinik gebracht: Wegen akuter Suizidgefahr stimmte er einer stationären Aufnahme zu. In der 10-tägigen Diagnosephase wurde er von drei Spezialisten gesehen:

Der Stationspsychiater kam zu dem Ergebnis, dass es sich um eine ausgeprägte Episode einer Major Depression handelt. Die Symptome führte er auf eine gestörte Expression von 5-HTT-1a-Neurotransmittern in bestimmten Hirnregionen zurück und empfahl die Therapie mit serotonerg wirksamen Antidepressiva.

Die hinzugezogene Diplom-Psychologin und Psychotherapeutin stellte ebenfalls eine Major Depression fest. Diese führte sie auf den 3 Monate zurückliegenden Arbeitsplatzverlust sowie dysfunktionale Kognitionen im Zusammenhang mit einem schon seit vielen Jahren geringen Selbstwertgefühl zurück. Sie empfahl eine kognitive Verhaltenstherapie.

Der Psychoanalytiker beschreibt das Störungsbild als depressive Neurose, deren Ursache er im Zusammenhang mit einer frühkindlichen Trennungssituation der Eltern auf einen verdrängten Kindheitskonflikt (Aggression gegen den die Familie verlassenen Vater) zurückführt, der unbewusst durch Enttäuschungs- und Kränkungserlebnisse am Arbeitsplatz aktualisiert wurde. Der Psychoanalytiker empfiehlt eine psychoanalytische Therapie, um zu versuchen, die frühere Verdrängung aufzuheben.

Das Beispiel zeigt plastisch, wie unterschiedliche Perspektiven auf den Patienten zwar zur selben Diagnose kommen, aber gänzlich unterschiedliche Therapien vorschlagen. Wer hat Recht, wem soll man zustimmen?

Die Antwort hängt von mehreren Faktoren ab, beispielsweise vom stationären Setting bzw. der klinischen Routine, in welche ein Patient mehr oder weniger zufällig hineingestellt wird. Jeder Spezialist hat seine eigene Erfahrung, die er umgesetzt sehen will. Wünschenswert wären klinische Stationen ebenso wie Einzeltherapeuten, die um die Variabilität wissen und sich nicht dogmatisch gegen andere Konzepte verschließen.

Alle diese komplizierten Überlegungen sollen dazu dienen herauszufinden, welches therapeutische Handeln für den jeweiligen Patienten zu dem jeweiligen Zeitpunkt am hilfreichsten ist. Zugleich kann der Therapeut dem Patienten einen ersten Hinweis darauf geben, wie vermutlich die Therapie ablaufen wird und was den Patienten erwartet, ob beispielsweise ein eher deutend-konfrontierendes Vorgehen angebracht ist oder ein stärker unterstützendes und abwehrstärkendes Vorgehen (Abwehrmechanismen müssen keineswegs immer aufgelöst werden). Es ist nicht unerheblich, ob man sich als Therapeut vornimmt, unbewusste Konflikte bewusst zu machen oder eher an den defizienten Ich-Funktionen zu arbeiten. Soll der Patient primär unterstützt und entlastet werden oder geht es vielmehr darum, mit Traumafolgen fertig zu werden? Oder sollen seine Selbsthilfe-Ressourcen gestärkt werden? Ist der Patient überhaupt fähig zur Einsicht und ist er fähig, eine stabile Beziehung zum Therapeuten aufzubauen, die auch Frustrationen verträgt? Ist der Patient noch ausreichend in der Lage, sein alltägliches Leben zu bewältigen? Muss der Patient emotional gehalten werden oder braucht er Hilfe bei der Lösung eines bewussten Konflikts? Müssen die Selbstheilungskräfte gefördert werden? Bedarf es des Informationstransfers (Psychoedukation)?

Je nach Befund werden die therapeutische Konsequenz und die Wahl des Therapiefokus anders ausfallen:

- Bewusstmachung des Unbewussten (Aufdeckung)
- Stärkung von Abwehr, Verdrängung oder Sublimierung (Veränderung)
- Ressourcenaktivierung zur Bewältigung von belastenden Situationen oder des Alltags (Mentalisierung)
- systematischer Aufbau von Ich-Funktionen (Ermutigung)

- Erarbeiten und Einüben neuer Denk- und Verhaltensweisen (Kognitionen)

In den probatorischen Sitzungen kann es sich nur um eine Idee zur Therapie handeln. Oftmals ist ein zweigleisiges Vorgehen angebracht: tiefenpsychologisches Verständnis des Gewordenseins des Patienten und eher verhaltenstherapeutische Verbesserung der aktuellen Lage und eine Ertüchtigung für die Zukunft.

Von den Adepten der Psychodynamik wird heute Perspektivenvielfalt und von den tiefenpsychologisch arbeitenden Therapeuten Anpassungsfähigkeit im therapeutischen Vorgehen gefordert. Unter Perspektivenvielfalt wird die Bereitschaft und die Fähigkeit verstanden, die theoretische Ausdifferenzierung der Tiefenpsychologie zur Kenntnis zu nehmen, die vielfältigen Einflüsse auf die Tiefenpsychologie und ihre gegenseitigen Querverbindungen zumindest in groben Zügen zu kennen und in der Therapie mehrere Möglichkeiten der Störungsentstehung ins Kalkül zu ziehen.

Die Vielfalt der Problembereiche und Störungsbilder und die vielen therapeutischen Möglichkeiten erfordern und ermöglichen eine hohe *Flexibilität* im therapeutischen Vorgehen, zumal sich Patienten selten eindeutig einer Störung zuordnen lassen (Wöller/Kruse 2010, S. 13f.).

> *Statt Patienten passend zu unseren Konzeptionen auszuwählen und in Behandlung zu nehmen, sollten wir eher unsere therapeutische Strategien und unser therapeutisches Vorgehen im adaptiven Sinne auf unserer Patienten abstimmen. (ebd., S. 14, re. Spalte)*
>
> *Es scheint, als drücke sich die Kompetenz eines Therapeuten in seiner Fähigkeit aus, das Beziehungsangebot eines Patienten empathisch aufzugreifen und die geeignete Behandlungstechnik aus einem Repertoire verfügbarer Techniken flexibel nach Maßgabe der aktuellen Beziehungsbedürfnisse des Patienten auszuwählen. Theoretische Orthodoxie und methodischer Purismus sind bei einer solchen Aufgabe naturgemäß nicht hilfreich.* (Wöller/Kruse 2010, S. 29, re. Spalte)

Obwohl vor allem von Ausbildungskandidaten immer wieder danach gefragt wird, so lässt sich ein **roter Faden** für eine TP- oder AP-Therapie nicht angeben. Die Verläufe sind einfach zu unterschiedlich, weil die Patienten so unterschiedlich sind.

Neben den spezifischen Therapiezielen gibt es allgemeine, in den Therapien sich oftmals wiederholende Aufgaben, die man zur Not als „roten Faden" betrachten und heranziehen könnte:

- Da ist natürlich zunächst einmal die Stabilisierung des Patienten durch Annehmen, Beruhigen und – wenn es angebracht ist – Ermutigen und Bewundern.
- Die Aktivierung von Lebensfreude und Ressourcen kann nie falsch sein.
- Viele Patienten, auch gerade depressive Patienten, sind aufgrund altruistischer Über-Ich-Ansprüche chronisch überlastet. Hier sollte wo immer möglich an einer Entlastung gearbeitet werden.
- Auf die starke Wirkung von Schemata und dysfunktionalen Vorstellungen wurde in diesem Buch immer wieder hingewiesen. Diese gilt es aufzuspüren mit dem Versuch, sie zu korrigieren (Auseinandersetzung mit dem überhöhten Ich-Ideal). Auch hier ist das Ziel die Entlastung des Über-Ichs.
- Sehr viele Patienten zeigen dysfunktionale Beziehungsmuster, die ihnen das Leben vergällen. Diese sollten bewusst gemacht und wenn möglich korrigiert werden. Viele Patienten haben enorme Angst davor, ihre Beziehungen aktiv zu gestalten.
- In Hinblick auf innerseelische wie zwischenmenschliche Konflikte gilt es, Perspektivwechsel, Perspektiverweiterung und Integration widersprüchlicher Selbst- und Objektanteile zu üben.
- Viele Patienten müssen darin unterstützt werden, sich „gesund" und begründet von Anforderungen abzugrenzen – „auch mal Nein sagen können".
- Über allem schwebt die Aufgabe, sich seines Lebens bewusster zu werden, vor allem was abgewehrte Gefühle, unbewusste Wünsche und verleugnete Bedürfnisse angeht.
- Offenheit gegenüber sich selbst und anderen und Flexibilität gegenüber den Erfordernissen des Alltags sind ebenfalls wünschenswert.

Weitere Literatur: Wöller/Kruse 2010, S. 42-52

10.1 Zusammenführen des diagnostischen Materials

Zum Schluss stellt sich die Frage, wie die einzelnen Teile des in der Probatorik zusammengetragenen Materials zusammengeführt werden und wie sich die einzelnen Perspektiven auf den Patienten zueinander verhalten.

Ich greife dazu auf ein bewährtes Schema von Ingo Jungclaussen zurück, der ein übersichtliches und – wie ich meine – einleuchtendes 7-Schritte-Schema entwickelt hat, um die *Psychodynamik* einer seelischen Störung zu erfassen. Biografik, Diagnostik und Probatorik laufen in Tiefenpsychologie und Psychoanalyse immer darauf hinaus, die Psychodynamik des Patienten zu erklären:

Warum entwickelte gerade dieser Patient mit dieser Biographie diese spezifischen Symptome, die ihn Hilfe aufsuchen lassen?

Die sieben psychodynamischen Elemente umfassen nach Jungclaussen (Jungclaussen 2013, S. 91):

> *In der (1) frühen Biografie konstituiert sich (2) ein Grundkonflikt, der zur Ausbildung einer (3) Neurosenstruktur führt, deren neurotisches Gleichgewicht noch durch (4) die Kompensation aufrechterhalten wird. Durch einen (5) Auslöser im Hier und Jetzt wird das bisherige Gleichgewicht labilisiert, wodurch der schlummernde Grundkonflikt wiederbelebt wird und den (6) aktuell wirksamen unbewussten Konflikt auslöst, woraufhin (7) die Symptome diesen Konflikt kompromisshaft zu lösen versuchen.*

Die Erfahrung als Psychotherapeut lehrt, dass nicht immer alle Punkte gefunden und benannt werden können. Insbesondere der „aktuell wirksame unbewusste Konflikt" ist ein tiefenpsychologisches Konstrukt von hoher Abstraktion. Oftmals sind die Konflikte klar benennbar, und dennoch ist der Patient nicht in der Lage, sie zu lösen (weil er in Kindheit und Jugend seelischen Mangel litt oder Traumata erfuhr). Auch haben die aktuellen Symptome manchmal keinen Kompromisscharakter. Und was den aktuellen Auslöser angeht, so entwickeln sich Neurosen nicht selten schleichend. Auch die Therapiemotivation baut sich manchmal nur langsam auf, während andere nach einem einschneidenden Ereignis rasch einen Therapeuten aufsuchen.

Unabhängig von diesen Einwänden möchte ich kurz bei Jungclaussens 7-Schritte-Schema bleiben. Hier noch einmal ihre Teile, die ich nunmehr mit dem vielfältigen Material aus der probatorischen Phase einer Psychotherapie in Beziehung setze:

(1) frühe Biographie	In aller Regel erfuhren Patienten, die eine Psychotherapie aufsuchen, in Kindheit und Jugend einen seelischen Mangel, ein Defizit an Zuwendung – aus welchen Gründen auch immer. In frühen Jahren fanden höchstwahrscheinlich Traumata (**Kap. 7.4**) und Vernachlässigungen statt, die tragfähige Eltern-Kind-Bindungen verhinderten (Bindungstheorie **Kap. 7.5**). Die Anamnese überfasst allerdings die gesamte Biographie (**Kap. 6.6, 6.7**). Strukturierte Fragebögen helfen dabei, nichts zu übersehen (Kap. 6.10).
(2) Grundkonflikt	Auf diesen Mangel reagieren Kinder. *Kinder erleben etwas und reagieren darauf* – das ist das dynamische Grundschema der Tiefenpsychologie und Analyse. „Konflikt" ist ein zentrales Konstrukt der dynamischen Psychologie. **Kap. 7.1** informiert über unterschiedliche Modelle von Grundkonflikten; **Kap. 7.1.3** bietet eine Tabelle, die Hinweise auf mögliche Grundkonflikte (und wie sie benannt werden) gibt.
(3) Neurosenstruktur	In vielen Fällen bilden Menschen eine Neurosen*struktur* aus, die ihnen hilft, einigermaßen über die Runden zu kommen. Neurosenstruktur ist noch nicht pathologisch, aber sie gibt einen Hinweis darauf, wie der Mensch grundsätzlich im Leben steht, was er betont und was er meidet. Die Strukturperspektive mit ihren wichtigsten unterschiedlichen Ansätzen werden in **Kap. 7.6** vorgestellt, einschließlich einer tabellarischen Übersicht darüber, was alles zu einer psychischen Struktur gehört.
(4) Kompensation	Die „Kompensation" sind psychische Manöver, um mit den Defiziten aus der frühen Kindheit umzugehen, sie zu verdrängen oder zu kompensieren. Ein anderer Begriff dafür sind „Abwehrmechanismen" (**Kap. 7.2**). Eine Tabelle möglicher Abwehrmechanismen weist den Therapeuten auf die vielen Möglichkeiten hin. Praktisch alles kann der Abwehr dienen und nicht alles ist neurotisch oder pathologisch. Die Abwehr gerinnt oftmals zu teils sinnvollen, teils hemmenden Denkmustern und -schemata (**Kap. 7.3**).
(5) aktueller Auslöser	Oftmals berichten Patienten von einem aktuellen Ereignis, das sie aus der Bahn geworfen hat, und welcher einen schwelenden, unbewussten Konflikt reaktualisiert (**Kap. 6.5**). Manchmal gibt es aber auch eine langsame Entwicklung ohne sichtbaren Auslöser.
(6) aktuell wirksamer (unbe-	Der innere oder äußere Auslöser kann das bis dahin gut aus-

wusster) Konflikt	balancierte, neurotische Gefüge ins Wanken bringen. Entweder weckt der Auslöser einen schlummernden Grundkonflikt (siehe Punkt 2) aus der Latenz, was sich im „aktuell wirksamen, unbewussten Konflikt“ zeigt (bzw. diesen wachruft). Oder der belastende Auslöser schwächt die Abwehr und Kompensation des Patienten (siehe Punkt 4). Die Überforderung führt zum Zusammenbruch (Symptom; siehe Punkt 7). Indem eine alte Wunde neu aufreißt, hat der aktuell wirksame Konflikt seinen biographischen Bezug (siehe Punkt 1).
(7) Symptome	Ein probatorisches Gespräch beginnt in aller Regel mit der Symptomatik, mit dem Leiden, das der Patient berichtet (**Kap. 4; Kap. 6.4**).
Weitere Perspektiven	Unter (1) weiter oben wird nach der „frühen Biographie“ gefragt. Nicht weniger wichtig ist die spätere Biographie (**Kap. 6.6-6.8**). Aus der Biografik ergeben sich evtl. Hinweise auf die verbliebenen Ressourcen des Pat. (**Kap. 7.7**), auf psychosomatische Beschwerden (**Kap. 7.8**) und einiges mehr.
Hintergrundinformationen	Daneben und zusätzlich müssen Therapeuten über vielfältige berufliche Hintergrundinformationen und eine möglichst umfangreiche Lebenserfahrung verfügen, um das gesammelte Material sinnvoll einzuordnen: Grundlegendes wie die *Kunst der Anamnese*, die *Entstehung psychischer Störungen*, die Grundlagen von *Erstgespräch und Anamnese* (**Kap. 2, 5**).
Weitere Planung	Zur Therapie*planung* gehören u.a. die Formulierung der Therapieziele (**Kap. 8.1**), Therapieindikation (**Kap. 8.2**), das Beherrschen des Unterschieds von Tiefenpsychologie und Analyse (**Kap. 8.3**) und die Prognose (**Kap. 9**).

Mir ist bewusst, dass das Sammeln und Integrieren vielfältiger Informationen über einen Menschen eine Kunst ist, die man erst im Laufe der Zeit, am besten anhand „echter Patienten“ und im lebendigen Austausch mit Kollegen und Supervisoren, lernt. Die Ausbildungskandidaten sollten sich nicht entmutigen lassen. Sie müssen, ob sie wollen oder nicht, durch diesen Prozess hindurch.

11 Video-Material

Erstgespräch und probatorische Sitzungen in der DVD von Bernd Ubben (2014) „Verhaltenstherapie" (DVD 1: Erstgespräch und Probatorik).

Fliegel et al. 2017, DVD 8, Szenen 20 und 24.

Filmausschnitt aus „Ich hab` Dir nie einen Rosengarten versprochen" (1976), die Verfilmung des gleichnamigen Romans von Hannah Green (1973). Erstgespräch der ärztlichen Therapeutin Fried mit Deborrah: Min. 8:30 bis etwa 13:05. Fried wird gespielt von Bibi Andersson, Deborrah von Kathleen Quinlan. [Video-Capture nicht möglich; März 2016]

Bonbon zum Entspannen: „Das Leben der Mrs. Skeffington", Originaltitel „Mr Skeffington", USA 1944, Regie Vincent Sherman, mit Bette Davis in der Hauptrolle und Claude Reins als Mr. Skeffington. Frau Skeffington wird verfolgt vom Bild ihres ungeliebten Exmannes. Sie erhält den Rat, zu diesem neuen Psychoanalytiker Dr. Byles zu gehen. Die Szene ca. 1:29:30 bis 1:34:20.

12 Download-Dateien im Internet zum Thema Diagnostik

Auf der Seite http://geraldmackenthun.de/Diagnostik/ finden Sie zum Downloaden folgende Dateien im PDF- oder RTF-Format:

- Form- und Merkblatt für den Erstkontakt am Telefon
- Überblick über alle Versorgungsangebote für Erwachsene (Sprechstunde, Akuttherapie, KZT, LZT, Einzel und Gruppe) (Quelle: KBV)
- Überblick über alle Versorgungsangebote für Kinder und Jugendliche (Sprechstunde, Akuttherapie, KZT, LZT, Einzel und Gruppe) (Quelle: KBV)
- Fallbeispiel für ein Erstgespräch „Die kleine Meerjungfrau" (aus Reimer/Rüger 2006)
- Kurzinformation über STIPO (2 Seiten)
- Muster Fragebogen zur Lebensgeschichte. Dieser orientiert sich am vorgegebenen Ablauf eines Berichts an einen Gutachter zur Bewilligung einer Psychotherapie. Dieser Fragebogen kann an eigene Bedürfnisse angepasst werden.
- Artikel des Deutschen Ärzteblattes zum Thema „Testverfahren im Überblick“ (Heft 8, August 2014) (4 Seiten)
- Vierseitigen Überblick über das OPD-2-Buch einschließlich einer Beschreibung der fünf Achsen
- Selbstauskunfts-Fragebogen "Wie geht es Ihnen?", auszugeben zu Beginn einer Therapie
- Selbstauskunftsbogen "Wie geht es Ihnen" (Nr. 2), fragt nach dem Befinden zum aktuellen Zeitpunkt
- Tabelle „Konflikttypen nach OPD“ (Stand Juni 2017) zum Ausdrucken. Die Tabelle befindet sich ebenso im Kapitel 8.1.3
- Tabelle Abwehrmechanismen zum Ausdrucken. Die Tabelle befindet sich ebenso im Kapitel 8.2.1
- Patienten-Selbsteinschätzung zu deren Strukturniveau. Lässt sich gut als Vorher-Hinterher-Vergleichstest einsetzen (nach Gerd Rudolf, 2011)

- Tabelle OPD-Strukturcheckliste zur Einschätzung von Patienten
- Handreichung zur Diagnostik von Ressourcen (stichwortartiger Überblick)
- Zielerreichungsfragebogen, auszufüllen zu Beginn einer Therapie
- Helping Alliance Questionnaire HAQ für Patienten zur Überprüfung des Therapiefortschritts
- Helping Alliance Questionnaire HAQ für Therapeuten zur Überprüfung des Therapiefortschritts
- Informationsblatt "Was ist Psychotherapie?" der KBV für Patienten
- Patienteninformation zum Datenschutz nach neuer EU-Richtlinie vom Mai 2018; Musterblatt der KBV
- Muster für einen Psychotherapievertrag zwischen Patient und Therapeut
- Muster für einen Antisuizid-Pakt (Non-Suizid-Vertrag) (mit weiteren Erläuterungen)
- die vollständige Mustersammlung aller ab 1.4.2017 gültigen Psychotherapie-Formulare (Quelle: KBV).

13 Übungsfragen

1. Was versteht man unter einem Struktur-Defizit? Nennen Sie einige Beispiel dafür.
2. Was verstehen Sie unter Übertragung und Gegenübertragung? Wie definiert man diese Begriffe heute?
3. Welche tiefenpsychologischen „Blicke auf den Menschen" (Modelle, Paradigmen) sind Ihnen bekannt? Zählen Sie möglichst viele auf.
4. Wie definieren Sie Abwehrmechanismen? Nennen Sie möglichst viele Abwehrmechanismen.
5. Was ist der Unterschied von pathogener und gesunder Verdrängung?
6. Was sah Freud als Kernkomplex der Neurose an?
7. Nennen Sie einige Kritikpunkte an der Freud'schen Triebtheorie.
8. Was sind die vier hauptsächlichen Bindungstypen nach Bowlby und Ainsworth?
9. Welche Faktoren sind Ihrer Ansicht nach entscheidend für eine möglichst gelingende Entwicklung eines Kindes?
10. Auf was sollte man im Erstgespräch achten?
11. Auf was müssen Sie bei der Auswahl von Patienten achten?
12. Nennen Sie Indikationskriterien für eine tiefenpsychologisch fundierte Psychotherapie.
13. Nennen Sie einige Kontraindikationen für eine tiefenpsychologisch fundierte Psychotherapie.

13.1 Antworten

1) Was versteht man unter einem Struktur-Defizit? Nennen Sie einige Beispiel dafür.

Mit „Struktur" wird die Summe der Eigenschaften eines „Ich" oder eines Charakters bezeichnet. Das Ich hat sehr viele Eigenschaften: Realitätsprüfung, Urteilen und Werten, Regulation und Kontrolle von Impulsen und Emotionen, Beziehungsaufnahme und -gestaltung, Denken einschließlich Sprache, Verwertung von Gedächtnisinhalten, Regression (Träumen und Fantasieren), Abwehr von Verstimmungen, Selbstmotivierung, Konfliktbewältigung und viele mehr. Bei einem Struktur-Defizit fehlt es an einer oder mehreren dieser Eigenschaften.

Rudolf 2006, S. 48-50 und 60-61. Arbeitskreis OPD 2006, S. 432-440.

2) Was verstehen Sie unter Übertragung und Gegenübertragung? Wie definiert man diese Begriffe heute?

Bei Freud und den Freudianern war „Übertragung" die Reinszenierung früherer (schlechter) Beziehungserfahrungen auf den (heutigen) Therapeuten. Das kommt heute bei einem geschickten und einfühlsamen Therapeuten fast nicht mehr vor. „Übertragung" sind heute alle Gefühle, die der Patient in Bezug auf den Therapeuten hat. Das können – und sollen – auch gute sein. Eine gute Therapie lebt von einer vertrauensvollen Stimmung. „Gegenübertragung" sind alle Gefühle des Therapeuten in der Therapie, egal ob vom Patienten induziert oder autonom im Therapeuten aufsteigend.

Wöller/Kruse 2010, S. 68 und 228 und 237-249. Reimer/Rüger2006, S. 69. Arbeitskreis OPD 2006, S. 306 und 315.

3) Welche tiefenpsychologischen „Blicke auf den Menschen" (Modelle, Paradigmen) sind Ihnen bekannt? Zählen Sie möglichst viele auf.

Konfliktmodell, Traumamodell, Objektbeziehungstheorie, Ich-Psychologie, Abwehrmechanismen, Strukturtheorie (einschließlich Ich-Struktur, Strukturniveau und Strukturdefizite), Bindungstheorie, Ressourcenperspektive, psychosomatische Perspektive, neurobiologische Perspektive, „Modi" nach Stavros Mentzos, kognitiv-behaviorale Perspektive, Lernmodell und einige mehr.

Die gesamte tiefenpsychologische Literatur

4) Wie definieren Sie Abwehrmechanismen? Nennen Sie möglichst viele Abwehrmechanismen.

Wöller/Kruse definieren Abwehrmechanismen als unbewusstes Schutzsystem, mit dessen Hilfe innerpsychisch aufsteigende bedrohliche Wünsche und Affekte vom Bewusstsein ferngehalten und an ihrer Realisierung gehindert werden (Wöller/Kruse 2010, S. 200). Abwehrmechanismen sind zweitens beziehungsregulierend, sie färben die Gestaltung von Außenbeziehungen und die Wahl von Partnern und Freunden. Abwehrmechanismen, die einst adaptiv waren, werden bei zu starrem Charakter über kurz oder lang „maladaptiv"; sie leisten nicht mehr, was sie einst leisteten.

Verdrängung, Sublimierung, Kompensation, Identifizierung, altruistische Wunschabtretung, Introjektion, Projektion, Phantasie (Tagträume), Rationalisierung, Regression,

Mackenthun, G. (2018) Diagnostik und Diagnose, VTA. Ruch/Zimbardo 1974, S. 368. Leichsenring, Falk et al. 2006, , S. 17. Jungclaussen 2013, S. 51f. Boessmann/Remmers 2016, S. 151-180.

5) Was ist der Unterschied von pathogener und gesunder Verdrängung?

Unbewusste Verdrängung von Konflikten, die eigentlich gelöst werden sollte, was die Handlungsfähigkeit neurotisch einschränkt. – Bewusste Verdrängung von unlösbaren Konflikten oder schambesetzten Erinnerungen, die man nicht mehr ändern kann, bei voller Handlungsfähigkeit

6) Was sah Freud als Kernkomplex der Neurose an?

Den Ödipus-Konflikt.

7) Nennen Sie einige Kritikpunkte an der Freud'schen Triebtheorie.

Die Triebtheorie ist nicht beweisbar (Popper). Der Trieb wird von Freud mal physiologisch als Ursache, mal psychologisch als Wirkung definiert. Es ist unklar, wie viele Triebe es gibt. Seine Triebtheorie wurde mehrfach umformuliert. Sind Triebe bewusst oder unbewusst? Die Triebtheorie wurde von vielen Neo-Freudianern aufgegeben zugunsten eines Affekt-, Bedürfnis- oder Motivsystems.

8) Was sind die vier hauptsächlichen Bindungstypen nach Bowlby und Ainsworth?

Sicher gebunden: Verzweifelt bei Trennung, rasch beruhigt nach Wiedervereinigung, frei und stark explorierend im Spiel, häufige Kontaktaufnahme zur Mutter (58-66 %);

Unsicher-vermeidend: nicht traurig bei Trennung und desinteressiert bei Rückkehr der Mutter, im Spiel gehemmt, wenig bis keine Kontaktaufnahme zur Mutter (20-30/35 %);

Unsicher-ambivalent: traurig nach der Trennung, nach Rückkehr schwankend zwischen wütender Abwendung und engem Kontakt, lassen sich kaum beruhigen (8-10 %);

Unsicher-desorganisiert (hinzugefügt von Main & Solomon 1990): bei Trennung und nach Wiedervereinigung wie gelähmt, widersprüchliches Verhalten (2-5 %).

9) Welche Faktoren sind Ihrer Ansicht nach entscheidend für eine möglichst gelingende Entwicklung eines Kindes?

Förderung des Kindes, gute Bindung, keine Verwöhnung, Vermeiden von schädigenden Einflüssen, gute Geschwisterbeziehung, vielfältige Anregungen, Eingehen auf die Individualität des Kindes, wenig Ehrgeiz der Eltern usw.

10) Auf was sollte man im Erstgespräch achten?

Symptome erfassen; eventuell erstes Verständnis zur Genese der Symptome erhalten; bei Bedarf strukturierendes Nachfragen im Hinblick vor allem auf die Biographie im Lichte der Symptomatik. Die Fragen laufen letztlich darauf hinaus zu entschieden, ob der Pat. für mein Therapieangebot geeignet ist und eine Therapie inhaltlich sinnvoll und finanziell wirtschaftlich ist.

Mackenthun (2018) Diagnostik und Diagnose, VTA

11) Auf was müssen Sie bei der Auswahl von Patienten achten?

Liegt eine behandlungsbedürftige Krankheit vor (Notwendigkeit?)

Liegt die Indikation in meiner Therapierichtung (Zweckmäßigkeit)?

Glaube ich, mit dem Patienten zusammenarbeiten zu können (Gegenübertragung)?

Kann sich der Patient vorstellen, mit mir zusammen zu arbeiten (Übertragung)?

Ist Leidendruck vorhanden?

Ist die Veränderungsbereitschaft ausreichend?

Ist die Therapiemotivation ausreichend?

Hat der Patient konkrete Therapieziele benannt (Fokus)?

Mackenthun (2017) Berichte an den Gutachter schreiben, BoD

12) Nennen Sie Indikationskriterien für eine tiefenpsychologisch fundierte Psychotherapie.

Eine tiefenpsychologisch fundierte Psychotherapie ist dann indiziert, wenn 1. die Störung überwiegend psychogen ist und ein aktuell wirksamer neurotischer Konflikt eruiert werden konnte; 2. der Patient die Fähigkeit hat, konflikthaft erlebtes Material zu verbalisieren und darüber - auch kritisch - zu reflektieren; 3. Bezüge zwischen dem aktuellen neurotischen Konflikt und der Lebensgeschichte des Patienten herstellbar sind; 4. zu erwarten ist, dass der Patient von den Mitteln und Methoden dieser Therapieform weder intellektuell noch emotional überfordert ist, sondern 5. mit einiger Wahrscheinlichkeit davon auszugehen ist, dass der Patient von dieser Therapieform optimaler profitieren kann als von anderen; 6. darüber hinaus Leidensdruck und Veränderungswünsche des Patienten so deutlich geworden sind, dass die Motivation zu dieser Therapie eindeutig ist, und 7. aus den ersten Kontakten abgeleitet werden kann, dass der Patient mit dem Faktor „Beziehung“ hilfreich wird arbeiten können; 8. der Therapeut seinerseits eindeutig motiviert ist, mit dem Patienten diese Therapie zu beginnen (Passung).

Mackenthun (2017) Berichte an den Gutachter schreiben, BoD; Mackenthun (2018) Diagnostik und Diagnose, VTA

13) Nennen Sie einige Kontraindikationen für eine tiefenpsychologisch fundierte Psychotherapie.

Eine tiefenpsychologisch fundierte Psychotherapie ist kontraindiziert, wenn 1. die oben genannten Indikationskriterien nicht erfüllt sind; darüber hinaus; 2. der Patient von einer anderen Psychotherapiemethode aller Voraussicht nach besser und evtl. auch schneller profitieren kann; 3. der Patient zwar von der tiefenpsychologischen Methode profitieren kann, die zeitlichen Grenzen aber nicht ausreichend sind, um seine Störung wirksam zu behandeln (in einem solchen Fall würde der Patient z.B. mit einer analytischen Psychotherapie optimaler zu behandeln sein); 4. eine für den Erfolg der Therapie notwendige Frequenz nicht eingehalten wird, die gewährleisten würde, dass der rote Faden zwischen den einzelnen Terminen gehalten werden kann; 5. der Patient zwar vom tiefenpsychologischen Ansatz profitieren kann, aber ein anderes Setting erfolgversprechender wäre (z. B. tiefenpsychologische Gruppenpsychotherapie oder tiefenpsychologisch fundierte Familientherapie); 6. der Patient zwar prinzipiell vom tiefenpsychologischen Ansatz profitieren könnte, das Ausmaß der Chronifizierung seiner Störung aber einen erfolgreichen Behandlungsverlauf eher unwahrscheinlich macht.

Mackenthun, G.: Diagnostik und Diagnose, VTA, Mai 2018

14 Literatur

Arbeitskreis OPD, siehe OPD

Beck, Aaron T.; **Freeman**, Arthur (1993) Kognitive Therapie der Persönlichkeitsstörungen. 338 S., 4. Auflage, BeltzPVU

Boessmann, Udo (2008) Psychoanalytisch und tiefenpsychologisch fundierte Berichte an den Gutachter schnell und sicher schreiben. 10. Auflage, Deutscher Psychologen Verlag (Bonn)

Boessmann, Udo; **Remmers**, Arno (2016) Praktischer Leitfaden der tiefenpsychologisch fundierten Richtlinientherapie. Wissenschaftliche Grundlagen – Psychodynamische Grundbegriffe – Diagnostik und Therapietechniken. 432 S., Deutscher Psychologen Verlag Berlin

Brüderl, Leokadia; **Riessen**, Ines; **Zens**, Christine (2015): Therapie-Tools Selbsterfahrung. Mit Arbeitsmaterial. Belz-Verlag, Weinheim 330 + 216 S.

Clarkin, John F.; **Caligor**, Eve; **Stern**, Barry & **Kernberg**, Otto F. (2004) Strukturiertes Interview zur Persönlichkeitsorganisation - Deutsche Version (STIPO-D), übersetzt von Stephan Doering. 106 S., Weill Medical College of Cornell University, New York: https://www.meduniwien.ac.at/hp/fileadmin/psychoanalyse/pdf/STIPO-D.pdf (April 2018)

Danzer, Gerhard (2013) Personale Medizin. 559 S., Hogrefe, vorm. Verlag Hans Huber

Deneke, Friedrich Wilhelm (2013) Psychodynamik und Neurobiologie. Dynamische Persönlichkeitstheorie und psychische Krankheit. Eine Revision psychoanalytischer Basiskonzepte. Stuttgart, Schattauer, 476 S. mit Sach- und Personenverzeichnis, 26 Abbildungen

Eckstaedt, Anita (1991) Die Kunst des Anfangs. Psychoanalytische Erstgespräche. 286 S., Frankfurt/M. (Suhrkamp Tb Wissenschaft)

Fliegel, Steffen; **Willutzki**, Ulricke; **Buß**, Lene (2017) Herausfordernde und schwierige therapeutische Situationen. Handwerk der Psychotherapie, Staffel 2: Moderne psychotherapeutische Verfahren (DVD 8), dgvt-Verlag

Frank, Jerome D. (1961) Persuasion and Healing: A Comparative Study of Psychotherapy (deutsch *Die Heiler*, 1981)

Freud, Sigmund (1913) Schriften zur Behandlungstechnik. Zur Einleitung der Behandlung. Weitere Ratschläge zur Technik der Psychoanalyse I., Studienausgabe-Ergänzungsband, Fischer-Verlag, Sonderausgabe 2000, S. 195f.

Grawe, Klaus; **Donati**, Ruth; **Bernauer**, Friedericke (1994) Psychotherapie im Wandel. Von der Konfession zur Profession. 886 S., 5., unveränderte Auflage 2001, Hogrefe (Göttingen)

Grawe, Klaus (2004) Neuropsychotherapie. 508 S., Hogrefe (Göttingen)

Heinz, Andreas (2014) Der Begriff der psychischen Krankheit. 371 S., Suhrkamp

Hoffmann, Sven O; **Hochapfel**, Frank R. (2009) Neurotische Störungen und Psychosomatische Medizin. Hg. zus. mit Annegret Eckhardt-Henn und Gereon Heuft. 8., vollständig überarbeitete und erweiterte Auflage, 516 S., Schattauer (Stuttgart)

Holderegger, Hans (2014) Die Bedeutung der Übertragung und Gegenübertragung im Alltag und in der Psychotherapie. Vortrag, gehalten am 17. Mai 2014 an der Interkantonalen Hochschule für Heilpädagogik. https://www.psychotherapie-wissenschaft.info/index.php/psywis/article/view/161/204 (20.05.2017)

ICD-10 (2011) Internationale statistische Klassifikation der Krankheiten und verwandter Gesundheitsprobleme (ICD-10-GM), 10. Revision. Bearbeitet von Bernd Graubner. Deutscher Ärzte-Verlag, 858 S.

Jaeggi, Eva; **Gödde**, Günter; **Hegener**, Wolfgang; **Möller**, Heidi (2003) Tiefenpsychologie lehren – Tiefenpsychologie lernen. Klett-Cotta (Stuttgart)

Jungclaussen, Ingo (2012) Schulenübergreifender ambulanter klinischer Fragebogen für Therapeuten (SAFT), http://pro-bericht.de/jsite/images//pdf/Schulenuebergreifende-Fragebogen-SAFT_Jungclaussen_2012-3.doc (1. Mai 2018; auf den Bindestrich in „pro-bericht" achten!)

Jungclaussen, Ingo (2013) Handbuch Psychotherapie-Antrag: Psychodynamisches Verstehen und effizientes Berichtschreiben in der tiefenpsychologisch fundierten Psychotherapie. 3. unveränderte Auflage 2015, 346 S., Stuttgart (Schattauer)

Kandel, Eric (2008) Psychiatrie, Psychoanalyse und die neue Biologie des Geistes. 341 S., Suhrkamp Verlag

Köhler, Thomas (2010) Fibromyalgie: Ursachen und Therapie einer chronischen Schmerzerkrankung. 248 S., Klett-Cotta-Verlag

Köhler, Thomas (2013) Medizin für Psychologen und Psychotherapeuten: Orientiert an der Approbationsordnung für Psychologische Psychotherapeuten. 3. Auflage, 372 S., Schattauer (Stuttgart)

Leichsenring, Falk (Hg.) (2006) Lehrbuch der Psychotherapie. Bd. 2: Psychoanalytische und tiefenpsychologisch fundierte Therapie. München, CIP-Medien

Lohmann, Hans Martin; **Pfeiffer**, Joachim (2006) Freud-Handbuch. Leben-Werk-Wirkung. 460 S., J.B. Metzler Verlag (Stuttgart)

Mackenthun, Gerald (2018) Gehirn und Therapie. Die Erkenntnisse der Neurobiologie und ihre Auswirkungen auf die Psychotherapie. 80 S., VTA (Berlin)

OPD/Arbeitskreis OPD (2014) Operationalisierte Psychodynamische Diagnostik: Das Manual für Diagnostik und Therapieplanung. Hg. Arbeitskreis OPD. 516 S., 3. überarbeitete Auflage, Hogrefe, vorm. Verlag Hans Huber

OPD/Arbeitskreis OPD (2015) OPD-2 im Psychotherapie-Antrag: Psychodynamische Diagnostik und Fallformulierung. 224 S., Hogrefe

Rattner, Josef (1995) „Die Kunst der Anamnese“, in: *miteinander leben lernen* (A1620F), 20. Jg., Heft 4/1995, [Hefttitel: Adleriana IV], S. 22-31

Reimer, Christian; **Rüger**, Ulrich (2006) Psychodynamische Psychotherapien. Lehrbuch der tiefenpsychologisch fundierten Psychotherapieverfahren. Dritte, vollständig neu bearbeitete und aktualisierte Auflage, wissenschaftlicher Springer-Verlag, 448 S. [4. Auflage 2012]

Roediger, Eckhard (2016) Schematherapie: Grundlagen, Modell und Praxis. 496 S., Schattauer (Stuttgart)

Roth, Gerhard (1994) Das Gehirn und seine Wirklichkeit: Kognitive Neurobiologie und ihre philosophischen Konsequenzen. Frankfurt/Main (Suhrkamp)

Roth, Gerhard (2015) Vortrag in der Veranstaltungsreihe „Hirnforschung, was kannst du? – Potenziale und Grenzen“ von Hertie-Stiftung und Frankfurter Allgemeinen Zeitung am 9. Juli 2015 an der Goethe-Universität, Frankfurt/Main; https://www.youtube.com/watch?v=wqMIC2QSN10 (April 2018); schriftliche Kurzfassung des Vortrags unter https://www.dasgehirn.info/entdecken/grosse-fragen/wie-das-gehirn-die-seele-formt (April 2018)

Roth, Gerhard & **Strüber**, Nicole (2017) Wie das Gehirn die Seele macht. 425 S., Klett-Cotta

Rudolf, Gerd (2006) Strukturbezogene Psychotherapie. 2. Auflage, 238 S., Schattauer (Stuttgart)

Rudolf, Gert (2012) Strukturbezogene Psychotherapie. Leitfaden zur psychodynamischen Therapie struktureller Störungen. 296 S., Schattauer (Stuttgart)

Saß, Henning (1999) Persönlichkeitsstörungen. In: Helmchen, Henn, Lauter, Sartorius (Hrsg.): Psychiatrie der Gegenwart (6 Bände), Bd. 1, S. 275-330. Berlin: Springer-Verlag

Shorter, Edward (1999) Geschichte der Psychiatrie. 592 S., Alexander Fest Verlag Berlin; Neuauflage Rowohlt Taschenbuch Verlag 2003

Ubben, Bernd (2014) Verhaltenstherapie. Fallvideos zu Probatorik und Behandlung. 2 DVDs, Beltz- Video-Learning

Walter, Rudolf (1994) Übertragung – Gegenübertragung oder Ziehen Sie das Jackett aus! Thesen aus Sicht der Psychoanalytischen Gestalttherapie, in: Zeitschrift der DGPGT e.V. (Deutsche Gesellschaft für Psychoanalytische Gestalttherapie), Heft 3, November 1994, S. 45-59; http://www.jaspers-psychoanalyse.de/pdf/Jackett.pdf (1. Mai 2018)

Willutzki, Reinke, Hermer (2013) „Ohne Heiler geht es nicht. Bedeutung von Psychotherapeuten für Therapieprozess und -ergebnis“, *Psychotherapeut* 2013, Heft 5, 58. Jg., S. 427–437

Wittchen, Hans-Ulrich; **Hoyer**, Jürgen (2011) Klinische Psychologie & Psychotherapie (Lehrbuch mit Online-Materialien), 1168 S., 2. Auflage, Springer (Heidelberg Berlin)

Wöller, Wolfgang (2010) Einführung in die tiefenpsychologisch fundierte Psychotherapie (Powerpoint), Bad Honnef, http://www.wolfgang-woeller.de/mediapool/88/887915/data/Woeller_2010_LPTW_Einfuehrung_in_die_TP.pdf (Mai 2018)

Wöller, Wolfgang; **Kruse**, Johannes (2010) Tiefenpsychologisch fundierte Psychotherapie. Basisbuch und Praxisleitfaden. 3., überarbeitete und erweiterte Auflage. Stuttgart, Schattauer, 582 S.

* * *

Weitere Bücher vom Autor

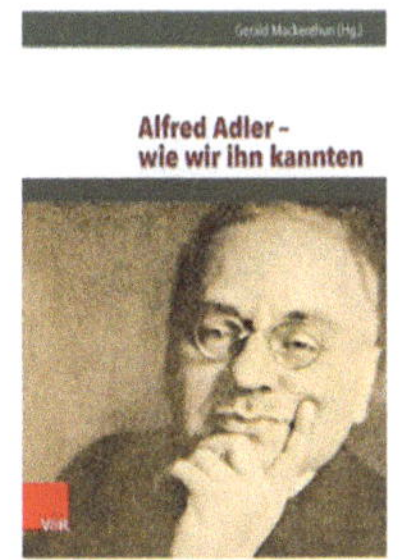

Gerald Mackenthun (Hg.)
Alfred Adler – wie wir ihn kannten (2015)
304 S., Göttingen, Vandenhoeck & Ruprecht, , Paperback,
€ **34,99**, ISBN 978-3-525-46058-0.

Dieses Buch vereint zum ersten Mal alle international verfügbaren Zeugnisse von Zeitgenossen über Alfred Adler (1870–1937). So erhellt sich die bisher eher im Verborgenen gebliebene Person Adlers, der selbst wenig Autobiografisches hinterlassen hat.

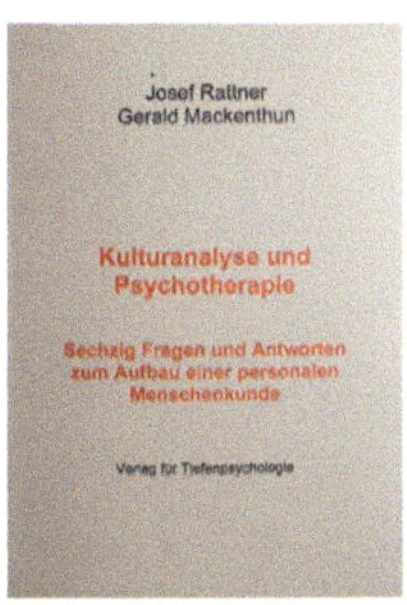

Josef Rattner / Gerald Mackenthun:
Kulturanalyse und Psychotherapie.
Sechzig Fragen und Antworten zum Aufbau einer personalen Menschenkunde (2015)
198 S., Berlin, Verlag für Tiefenpsychologie, Paperback, € **20,00**,
ISBN 978-3-921836-54-5

Das Buch entstand aus der längeren Zusammenarbeit der beiden Autoren. Sie überlegten, ob es nicht sinnvoll wäre, den Älteren über die Erfahrungen seines Lebens und seines Berufs eingehend zu befragen. #

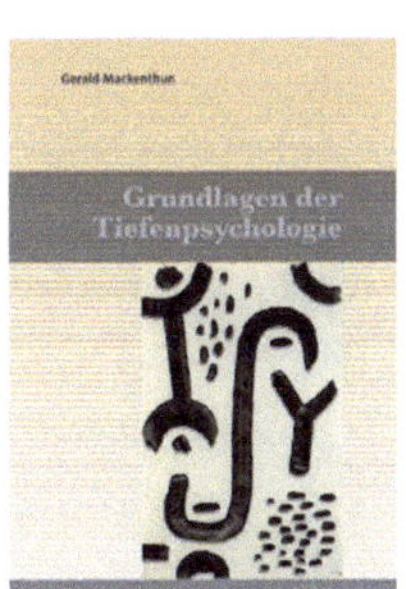

Gerald Mackenthun
Grundlagen der Tiefenpsychologie (2013)
350 S., Gießen, Psychosozial-Verlag, gebundene Ausgabe, € **39,90**,
ISBN 978-3-8379-2285-1

Dieses Buch bietet einen fundierten Überblick über das höchst lebendige Gebiet der Tiefenpsychologie: ihre Geschichte, die gemeinsamen Grundlagen, die wichtigsten Vertreter und die zentralen Begriffe.